◎ 健康中国系列丛书

呼吸系统肿瘤知识问答

主　编　赵　哲　赵增毅

科 学 出 版 社

北　京

内 容 简 介

本书由临床一线专家团队编写，讲解了呼吸系统肿瘤患者最为关心的问题。全书共678问，对呼吸系统的构成和功能，良、恶性肿瘤和肿瘤样病变的概念、流行病学、病因与发病机制、临床表现、诊断与鉴别诊断、治疗方法、预后评价、预防与筛查、自我管理、健康教育、中医药诊治等方面的医学健康知识进行了详尽的解答。

本书内容丰富、解读详尽、通俗易懂，既适合患者、家属及广大群众了解掌握健康知识，又适合基层医务人员学习参考。

图书在版编目（CIP）数据

呼吸系统肿瘤知识问答 / 赵哲，赵增毅主编 . 北京：科学出版社，2025. 6.
-- ISBN 978-7-03-082580-3

Ⅰ. R734-44

中国国家版本馆 CIP 数据核字第 2025UJ0943 号

责任编辑：于 哲 / 责任校对：张 娟
责任印制：师艳茹 / 封面设计：龙 岩

科学出版社 出版
北京东黄城根北街 16 号
邮政编码：100717
http://www.sciencep.com
三河市春园印刷有限公司印刷
科学出版社发行 各地新华书店经销
*
2025 年 6 月第 一 版 开本：880 × 1230 1/32
2025 年 6 月第一次印刷 印张：7 1/4
字数：228 000
定价：72.00 元
（如有印装质量问题，我社负责调换）

编者名单

主　编　赵　哲　河北省石家庄市第二医院

河北省糖尿病基础医学研究重点实验室

赵增毅　河北省石家庄市第二医院

河北省糖尿病基础医学研究重点实验室

副主编　吕侯强　河北省石家庄市第二医院

位　庚　河北省石家庄市第二医院

河北省糖尿病基础医学研究重点实验室

高耐芬　河北省石家庄市第二医院

刘敬涛　河北省石家庄市第二医院

张莉莉　河北省石家庄市第二医院

河北省糖尿病基础医学研究重点实验室

王秀粉　河北省石家庄市第二医院

李宏斌　河北省石家庄市第二医院

编　者　（按姓氏汉语拼音排序）

崔　杰　河北省石家庄市第二医院

崔凤珍　河北省石家庄市第二医院

范素芳　河北省石家庄市第二医院

胡莉芳　河北省石家庄市第二医院

蒋艳敏　河北省石家庄市第三医院

刘　美　河北省石家庄市第二医院

刘赞朝　河北省石家庄市第二医院

河北省糖尿病基础医学研究重点实验室

逯豫霞　河北省石家庄市第二医院
吕云玲　河北省石家庄市第二医院
娄　薇　河北省石家庄市第二医院
任亚莉　河北省石家庄市第二医院
申瑞霞　河北省石家庄市第二医院
王　霞　河北省石家庄市第二医院
王坤芳　河北省石家庄市第二医院
王林林　河北省石家庄市第二医院
魏照晴　河北省石家庄市第二医院
谢　轩　河北省石家庄市第二医院
修　宪　河北省石家庄市第二医院
徐行行　河北省石家庄市第二医院
许　灿　河北省石家庄市第二医院
许圣慧　河北省石家庄市第二医院
于凯娜　河北省石家庄市第二医院
张　佳　河北省石家庄市第二医院
张　瑾　河北省石家庄市第二医院
张利欣　河北省石家庄市第二医院
张夕慧　河北省石家庄市第二医院
张永芳　河北省石家庄市第二医院
赵惠叶　河北省石家庄市第二医院
赵卓异　河北省石家庄市第二医院

序

健康是人类永恒的追求，是国家发展的重要战略支撑和人民幸福生活的根本保障，也是党治国理政的一项重大任务。党的十九大报告中指出，要完善国民健康政策，为人民群众提供全方位全周期健康服务。

2019年7月，我国发布《健康中国行动（2019—2030年）》等相关政策文件，明确以疾病预防和健康促进为核心，推动从“以治病为中心”转向“以健康为中心”。同年7月9日，国务院成立健康中国行动推进委员会，负责统筹协调政策实施、监测及考核。该行动提出15项重大任务，包括“健康知识普及行动”，计划到2030年将全国居民健康素养水平提升至30%以上，降低疾病发生率，保障全民健康。

然而现实挑战依然严峻：呼吸系统肿瘤严重危害人民健康，给社会、家庭带来沉重负担，影响经济社会健康发展，尤其是肺癌的危害最为严重。根据世界卫生组织（WHO）定期公布的资料显示肺癌的发病率和死亡率在世界各国均呈明显上升的趋势，尤其是工业发达国家肺癌是最常见的恶性肿瘤之一，居男性常见恶性肿瘤的第一位，女性常见恶性肿瘤的第2、3位。在我国，肺癌是近30年来发病率增长最快的恶性肿瘤，在癌症死因中肺癌的死亡率已经超过胃癌和食管癌，居于癌症死因的首位，且男性的死亡率高于女性，城市的死亡率高于农村，45岁以后，肺癌的死亡率快速上升，因此，肺癌及呼吸系统的各类肿瘤和其他慢性肺部疾病已经成为全球性问题和公共卫生问题，但公众对其认知仍存在诸多盲区。如何以通俗易懂的方式传播医学知识，帮助大众树立科学防治观念，普及科学有效的防治知识就显得尤为迫切。

为此，2024 年 12 月 25 日第十四届全国人民代表大会常务委员会第十三次会议修订了《中华人民共和国科学技术普及法》（该法于 2002 年 6 月 29 日第九届全国人民代表大会常务委员会第二十八次会议通过），确定了《健康中国行动（2019—2030 年）》《关于实施健康中国行动的意见》的法律地位和法律保障。

法律明确提出“普及科学技术知识、倡导科学方法、传播科学思想、弘扬科学精神”的使命，而医学健康知识的科学普及正是落实健康中国战略的知识保障。

河北省石家庄市第二医院赵哲、赵增毅两位教授牵头，自 2022 年开始编辑出版“健康中国系列丛书”，已经相继出版发行了《糖尿病知识问答》《高血压知识问答》《慢性呼吸系统疾病知识问答》《口腔健康知识问答》四部科普著作，而今又编写完成了《呼吸系统肿瘤知识问答》一书。该书的出版发行是对《中华人民共和国科学技术普及法》（2024 年修订）的积极践行。同时，也是推进《健康中国行动（2019—2030 年）》落实的重要载体，进一步推动全民健康素养的提升。

该书从呼吸系统结构和功能、呼吸系统恶性肿瘤、良性肿瘤、肿瘤样病变、肿瘤与中医药五个方面，以问答的形式，就呼吸系统肿瘤的概念、流行病学、病因与发病机制、发生发展过程、诊断与鉴别诊断、治疗方法、预后评价、预防及健康教育等方面进行了先进的解读。

该书内容翔实丰富、形式新颖、通俗易懂，对于呼吸系统肿瘤患者及家属，可通过日常阅读获取有益的防治知识，提高自我管理能力，增强战胜疾病信心。是广大群众获得健康知识的好科普，也是基层医务人员的参考教材。该书的出版发行，必将为健康中国战略的实施作出贡献。

丛斌

2025 年 3 月 20 日

丛斌：中国工程院院士，教授，博士生导师；第十四届全国人民代表大会常务委员会委员、宪法和法律委员会副主任委员；九三学社中央委员会副主席；河北医科大学副校长、法医学院院长。

前言

随着经济社会的发展和生活方式的变化，慢性呼吸系统疾病及肺癌的发病率逐年递增，其致死和致残问题给家庭及社会带来了沉重负担。

根据《健康中国行动（2019—2030年）》给出的背景数据："全国每年新发癌症380万，总体癌症发病率平均每年上升3.9%，现有高血压患者2.7亿、脑卒中患者1300万、冠心病患者1100万，糖尿病患者9700万，慢性阻塞性肺疾病患者近1亿。"心脑血管疾病、癌症、慢性呼吸系统疾病、糖尿病四类慢性病严重危害人民健康，其中慢性阻塞性肺疾病、肺癌两种疾病叠加的危害尤为严重，四类疾病所导致的死亡人数约占总死亡人数的88%，所致的疾病负担占疾病总负担的70%以上。因此普及健康知识，提高国民健康素养，是减少或延缓疾病发生的基础知识保障。

2019年7月，国务院正式颁布《关于实施健康中国行动的意见》（国发〔2019〕13号），首次将"预防是最经济最有效的健康策略"确立为纲领性指导原则。该文件系统构建了包含健康影响因素干预、全生命周期健康维护、重大疾病防控三大维度的战略框架，创新性提出15项专项行动计划。为强化政策落地，国务院特别设立健康中国行动推进委员会，同步出台《健康中国行动（2019—2030年）》实施方案，对15项行动进行细化，制定了行动目标和行动措施，加强组织实施和考核。其中，第1项"实施健康知识普及行动"明确提出："维护健康需要掌握健康知识。面向家庭和个人普及预防疾病、早期发现、紧急救援、及时就医、合理用药等维护健康的知识与技能。”

为此，国家建立并完善健康科普专家库和资源库，构建健康科普知识发布和传播机制，确保国民健康目标的实现。2024 年 12 月 25 日第十四届全国人民代表大会常务委员会第十三次会议修订通过的《中华人民共和国科学技术普及法》，使得对健康知识的传播、普及具有了法律保障。

为了更好地了解、掌握呼吸系统肿瘤的防控知识，促进“健康知识普及行动”“实施癌症防治行动”的推进，在“健康中国系列丛书”《糖尿病知识问答》《高血压知识问答》《慢性呼吸系统疾病知识问答》《口腔健康知识问答》出版后，我们编辑完成了《呼吸系统肿瘤知识问答》。

《呼吸系统肿瘤知识问答》从呼吸系统结构和功能、恶性肿瘤、良性肿瘤、肿瘤样病变、肿瘤与中医药五个方面，以问答的形式，就呼吸系统肿瘤的概念、流行病学、病因与发病机制、发生发展过程、诊断与鉴别诊断、治疗方法、预后评价、预防及健康教育等方面提出了 678 个问题，并给出了答案。

本书内容丰富，通俗易懂，文字简练，既便于大众阅读参考，又适合于基层医务人员学习掌握，具有很强的实用性、可读性，希望通过系列丛书的出版发行为健康中国作出贡献。

感谢各位同道在编写过程中的辛勤付出，在此对参与编写的专家和参考文献作者等一并致谢。感谢全国知名医学、法学专家、中国工程院院士、博士生导师丛斌教授为本书作序。

因编者水平所限，本书若有不妥之处，望读者和同道批评指正。

编　者

2025 年 3 月 15 日

目录

第一章

概 论

第一节 呼吸系统的结构和功能

一、呼吸系统的构成和功能

1. 什么是呼吸系统?

呼吸系统是人体与外界环境进行气体交换的一系列器官的总称，包括鼻、咽、喉、气管、支气管及由大量的肺泡、血管、淋巴管、神经和结缔组织构成的肺，以及胸膜等组织。呼吸系统包括呼吸道和肺，呼吸道分为上呼吸道（包括鼻、咽、喉）和下呼吸道（包括气管、支气管及其分支）。其主要功能是进行气体交换，即吸入氧气并排出体内代谢产生的二氧化碳，以维持人体的生命活动。

2. 呼吸系统是怎样构成的?

呼吸系统主要由呼吸道和肺组成。呼吸道包括鼻、咽、喉、气管及支气管等，其中鼻、咽、喉被称为上呼吸道，而气管和各级支气管被称为下呼吸道。肺则由肺实质和肺间质组成，前者包括支气管树和肺泡，后者包括结缔组织、血管、淋巴管、淋巴结和神经等。

3. 哪些呼吸肌参与呼吸运动？

呼吸肌是指参与呼吸运动的肌肉，主要包括肋间肌和膈肌。肋间肌位于肋骨之间，分为肋间外肌和肋间内肌。肋间外肌收缩时，肋骨向上向外运动，使胸廓的前后径和左右径增大；肋间内肌收缩时，肋骨向下向内运动，使胸廓的前后径和左右径缩小。膈肌位于胸腔和腹腔之间，形似穹窿，收缩时膈顶部下降，胸腔容积增大；舒张时膈顶部上升，胸腔容积缩小。这些呼吸肌的协调运动，实现了呼吸过程，即吸气和呼气。

4. 呼吸运动是如何实现的?

呼吸运动通过呼吸肌的协调作用和胸廓、肺的变化实现。吸气时，肋间外肌和膈肌收缩，胸廓和肺扩张，气压降低，空气进入肺部。呼气时，肋间内肌收缩和膈肌舒张，胸廓和肺缩小，气压升高，气体排出。呼吸过程是胸廓周期性地扩张和收缩。

5. 呼吸系统的功能是什么?

呼吸系统的主要功能是吸入氧气和排出二氧化碳。它通过吸入空气中的氧气，并将其输送到身体的各个部位，同时将身体代谢产生的二氧化碳排出体外，维持身体的正常生理功能。呼吸系统还具有防御功能，可以过滤和清除吸入的空气中的有害物质，保护身体免受外界环境的损害。此外，呼吸系统还参与身体的代谢过程，为身体的各种活动提供能量和营养物质。

二、呼吸系统各器官的功能

6. 鼻的功能是什么?

鼻是呼吸系统的关键入口，具备多种重要功能。它能感知气味，提供嗅觉体验，并对吸入的空气进行过滤、加温和湿润，使之适合肺部处理。鼻内的纤毛和黏液系统还能清除空气中的尘埃和细菌，保护呼吸系统。此外，鼻在情感表达中也发挥作用。鼻部问题可能影响呼吸和嗅觉，进而影响生活质量。

7. 咽的功能是什么?

咽是连接鼻腔、口腔和喉腔的通道，负责食物和空气的共同通道功能，协助吞咽，防止食物误入气管，并允许空气自由进出。咽部含有淋巴组织，是免疫系统的一部分，能抵御病原体，保护呼吸系统。它还参与声音产生，作为共鸣腔之一，与喉腔协作，使声音更清晰。咽通过咽鼓管调节中耳气压，保持鼓膜压力平衡。咽的功能对呼吸、进食、发声和免疫防御至关重要，咽部问题可能导致吞咽困难、声音嘶哑、呼吸困难等症状，影响生活质量。

8. 喉的功能是什么?

作为呼吸通道的一部分，喉承担着呼吸功能，通过调节声带来控制空气的流动。在发声功能方面，喉部作为发音器官，通过声带的振动产生声音，声带的特性决定了声音的音调。此外，喉部还具有保护功能，在吞咽过程中关闭喉入口，防止食物误入气管，并通过咳嗽反射来排出气管中的异物。在屏气功能上，喉部通过关闭声门来提高胸腔压力，协助完成咳嗽、呕吐、排便、分娩等生理动作。

9. 气管和支气管的功能是什么?

气管和支气管是呼吸系统的关键部分，是空气进出肺部的通道，负责维持呼吸过程。它们的内壁有纤毛，能摆动以清除吸入的异物和细菌，保持呼吸道清洁。同时，它们通过调节呼出气体的温度来维持体温，并分泌黏液以湿润空气和阻挡有害物质，确保呼吸系统顺畅运作，保护肺部健康。

10. 呼吸性细支气管的功能是什么?

呼吸性细支气管是终末细支气管的分支，直接通向肺泡，是气体交换的重要场所。它允许氧气进入血液，同时排出二氧化碳。这一过程依赖于覆盖其内壁的肺泡上皮细胞，这些细胞薄而透明，富含线粒体，有助于气体交换。呼吸性细支气管还维持肺部的弹性和稳定性，确保呼吸运动顺利。因此，它在呼吸过程中扮演着关键角色。

11. 肺泡的功能是什么?

肺泡主要负责气体交换，包括摄取氧气和排出二氧化碳。氧气被吸收后转化为富含氧气的血液，由心脏输送到全身，维持组织和器官的正常功能。同时，二氧化碳作为代谢废物通过肺泡排出体外。肺泡还具有防御功能，能清除侵入的异物，保护肺部健康。因此，肺泡对维持人体生命活动至关重要，其功能受损会影响呼吸，可能导致缺氧等相关问题。

12. 肺间质的功能是什么?

肺间质是肺内支持组织，包括血管、淋巴管、气道小叶间隔及肺泡间隔。它由结缔组织、神经纤维、淋巴管及血管构成，具有连接固定、营养支持、辅助气体交换和免疫防御功能。肺间质病变如肺纤维化、间质性肺炎会影响肺功能，导致呼吸困难和干咳等症状。肺间质对维持肺部正常生理功能至关重要。

13. 胸腔的功能是什么？

胸腔的主要功能包括保护内脏器官、支持呼吸、参与血液循环和调节血压。它由骨骼结构构成，为心脏和肺提供保护，同时允许肺部进行呼吸运动，维持氧气供应。心脏位于胸腔内，负责推动血液循环，供应营养和氧气。胸腔的结构还有助于维持血液回流和血压稳定，与其他系统协同工作以保持生理功能正常。日常生活中，保护胸腔免受伤害和感染对健康至关重要。

14. 纵隔的功能是什么？

纵隔位于胸腔内，包含心脏、大血管等重要器官，对呼吸系统功能至关重要。它支撑呼吸道，保护其通畅，并通过大血管运输血液，供应氧气和营养，排除废物。纵隔还调节呼吸神经和内分泌机制，维持呼吸节律和深度。因此，纵隔的健康对呼吸系统正常运作至关重要。

15. 膈肌的功能是什么？

膈肌是呼吸系统的关键肌肉，位于胸腹之间，呈穹窿状。它主要通过收缩和舒张来控制呼吸。当膈肌收缩，胸腔容积增大，肺部空间增加，外界气体进入肺部，完成吸气。反之，膈肌舒张时，胸腔容积减小，肺内气压升高，促使气体排出，完成呼气。因此，膈肌的活动对呼吸功能至关重要。

第二节　呼吸系统肿瘤的症状和检查方法

一、呼吸系统肿瘤的常见症状

16. 鼻部良性肿瘤的常见症状是什么？

鼻部良性肿瘤生长速度较慢，但它们可能会导致鼻塞、流涕和嗅觉下降等症状。肿瘤体积较大时，还可能引起面部肿胀、疼痛和头痛。这些症状虽然不特定于鼻部肿瘤，但一旦出现，建议立即就医检查，以便及时发现并治疗。

17. 鼻部恶性肿瘤的常见症状是什么?

鼻部恶性肿瘤生长迅速且侵袭性强，常见症状包括逐渐加重的持续鼻塞、频繁的鼻出血或涕中带血，难以止血。面部疼痛或麻木感，嗅觉丧失，以及肿瘤导致的面部畸形或肿胀和持续头痛，都可能是病情严重的信号。出现这些症状应立即就医，以便及时诊断和治疗。

18. 咽部良性肿瘤的常见症状是什么?

与恶性肿瘤相比，咽部良性肿瘤生长缓慢，症状较不明显。患者可能经历咽部有异物感，偶尔轻微的咽痛，以及轻微的肿胀或不适感。若肿瘤影响到声带，可能会导致声音嘶哑或说话困难。由于这些症状也可能与其他咽部问题相似，建议出现这些症状时，患者应尽快就医，进行检查以确保准确诊断，并据此制订治疗计划。

19. 咽部恶性肿瘤的常见症状是什么?

咽部恶性肿瘤生长迅速，症状严重，包括持续咽痛、肿胀或溃疡，可能引起吞咽和呼吸困难，以及颈部淋巴结肿大。这些症状可能伴随声音嘶哑、失声、咳嗽和咯血。出现这些症状时，患者应立即就医，进行全面检查和诊断，以便及时治疗。

20. 喉部良性肿瘤的常见症状是什么?

声音嘶哑或音调异常可能是喉部良性肿瘤的信号，因为肿瘤可能影响声带。患者也可能感到喉部有异物感，或出现吞咽困难。刺激性咳嗽或由肿瘤压迫喉部神经引起的咳嗽也是可能的症状。但这些症状并非特异于喉部良性肿瘤，其他喉部疾病也可能导致相似症状。因此，出现这些症状时，建议及时就医进行检查。

21. 喉部恶性肿瘤的常见症状是什么?

喉部恶性肿瘤的典型症状包括声音嘶哑、持续性喉痛、吞咽或说话时加剧，呼吸困难，尤其是躺下或活动时，频繁剧烈的咳嗽，有时咳出血痰。体重骤降、持续疲劳和颈部淋巴结肿大也是警示信号。这些症状表明病情可能已很严重，患者应立即就医，进行全面评估和诊断，以便及时治疗。

22. 气管良性肿瘤的常见症状是什么?

气管良性肿瘤症状轻微，但可能影响日常生活。患者会出现呼吸不畅，尤其在剧烈活动时。常见症状包括干咳或有痰咳嗽，肿瘤压迫或刺激可能导致咳嗽更频繁剧烈。部分患者声音可能变嘶哑或音调改变，这是肿瘤影响气管的结果。尽管症状不如喉部恶性肿瘤严重，出现症状时应及时就医，进行检查和处理。

23. 气管恶性肿瘤的常见症状是什么?

气管恶性肿瘤症状通常比良性肿瘤更明显且严重，包括呼吸困难、剧烈咳嗽、咳血痰、胸痛，以及体重下降、食欲缺乏和乏力等全身症状。出现这些症状时，患者应立即就医，进行全面检查和评估，以尽早确定治疗方案。

24. 支气管良性肿瘤的常见症状是什么?

支气管良性肿瘤症状轻微，进展缓慢。患者可能偶尔感到呼吸困难，尤其在体力活动时，咳嗽轻微，可能干咳或带少量痰。部分人有胸部不适或轻微胸痛，但通常不剧烈或持续。症状不明显，易被忽视。因此，有长期吸烟史或呼吸道疾病风险者，定期体检和筛查至关重要，以便早期发现和治疗。

25. 支气管恶性肿瘤的常见症状是什么?

支气管恶性肿瘤症状严重且进展迅速，包括持续剧烈咳嗽、咯血、呼吸困难、胸痛，以及体重下降、疲劳和食欲缺乏等全身症状。如有这些症状应立即就医进行检查和诊断。

26. 肺部良性肿瘤的常见症状是什么?

肺部良性肿瘤症状通常轻微且进展缓慢，有些患者可能无症状，肿瘤在体检时被意外发现。部分患者有轻微咳嗽、胸痛或呼吸困难，但这些症状通常不严重。尽管症状可能轻微，持续的呼吸道症状仍需引起注意，建议及时就医检查。

27. 肺部恶性肿瘤的常见症状是什么？

肺部恶性肿瘤症状严重且进展迅速。常见症状包括持续性咳嗽，可能伴有咯血，明显胸痛，呼吸困难，以及体重减轻、疲劳、发热等全身症状。如有这些症状患者需立即就医，进行检查、诊断和治疗。

28. 胸腔良性肿瘤的常见症状是什么？

胸腔良性肿瘤症状通常轻微且进展慢，有时无症状，可能体检时发现。肿瘤增大时，可能出现胸痛、胸闷等非特异性症状，症状因肿瘤位置和大小而异。肿瘤压迫或侵犯周围组织时，可能引起咳嗽、呼吸或吞咽困难。任何持续的胸部不适都应引起重视，及时就医检查和诊断。

29. 胸腔恶性肿瘤的常见症状是什么？

胸腔恶性肿瘤症状严重且可能快速进展，包括持续胸痛、胸闷、体重下降、疲劳和发热。肿瘤侵犯邻近组织时，可引起咳嗽、咯血、呼吸困难、吞咽困难或声音嘶哑。如有这些症状需立即就医，进行全面检查和诊断，制订个性化治疗方案。及时就医对早期发现和治疗至关重要，可提高生存率和生活质量。

30. 纵隔良性肿瘤的常见症状是什么？

纵隔良性肿瘤的典型症状通常较为温和，并且进展缓慢。患者会经历胸部不适或轻微胸痛，通常不会对日常生活造成重大影响。此外，纵隔良性肿瘤有时会压迫邻近的组织或器官，引起咳嗽、呼吸困难、吞咽困难或声音嘶哑等症状，一般不会像恶性肿瘤那样快速恶化。尽管如此，任何持续的胸部不适或相关症状都应引起患者的高度关注，建议及时就医，进一步检查和诊断，以确保早期发现并妥善处理纵隔良性肿瘤。

31. 纵隔恶性肿瘤的常见症状是什么？

纵隔恶性肿瘤症状比良性肿瘤严重且发展快，可能引起持续胸痛、咳嗽、咯血、呼吸困难等。肿瘤快速扩散可压迫周围组织，导致吞咽困难、呃逆、膈肌麻痹等症状。患者还可能经历体重减轻、疲劳、发热等全身性症状。出现这些症状时，应立即就医，进行全面检查和诊断，以便及时治疗，提高生存率。

32. 膈肌良性肿瘤的常见症状是什么?

膈肌良性肿瘤症状温和，发展缓慢。肿瘤可能引起呼吸和消化系统轻微不适，如间歇性胸痛或不适，呼吸困难、腹胀或消化不良。这些症状轻微且发展慢，易被忽视。任何持续或加重的呼吸和消化系统不适，患者应及时就医，以便早期发现和处理膈肌良性肿瘤。

33. 膈肌恶性肿瘤的常见症状是什么?

膈肌恶性肿瘤不常见，症状因肿瘤类型和大小而异。常见症状包括无症状或轻微症状、压迫性症状如腹痛、胸痛、呼吸困难等，以及神经源性肿瘤，可伴有肺性骨关节病和杵状指。特定肿瘤可能有特殊症状，如咳出皮脂和毛发。膈肌肿瘤症状不具特异性，会与其他疾病混淆。出现症状应立即就医确诊。

二、呼吸系统肿瘤的常规检查方法

34. 鼻部肿瘤的常规检查方法是什么?

鼻部肿瘤的常规检查包括：①前鼻镜检查，医生用带光源的小镜子观察鼻腔；②计算机断层扫描（CT），显示肿瘤详细信息，判断是否为恶性；③磁共振成像（MRI），无放射性检查，多角度观察软组织；④纤维鼻咽镜检查，通过内镜观察鼻咽部；⑤活组织检查，确诊肿瘤性质，取组织样本分析。

35. 咽部肿瘤的常规检查方法是什么?

（1）间接喉镜检查：医生使用小镜子伸入口腔内观察咽部。

（2）纤维喉镜检查：通过光纤管清晰观察咽部病变。

（3）计算机断层扫描：可以显示肿瘤位置和大小。

（4）磁共振成像：可以评估咽部软组织结构。

（5）活检：获取咽部组织样本进行病理分析。

36. 喉部肿瘤的常规检查方法是什么?

（1）间接喉镜检查：用于初步诊断，观察喉腔结构和异常情况。

（2）直接喉镜检查：用于观察难以通过间接方法看到的部位。

（3）纤维喉镜检查：通过柔软内镜细致观察喉部，并可记录图像。

（4）影像学检查：如 X 线检查、计算机断层扫描和磁共振成像，显示肿瘤位置、大小和与周围组织的关系。

（5）病理检查：通过活检或细胞学分析喉部组织样本，确定肿瘤性质。

（6）血液检查：评估患者整体健康和相关异常指标。

37. 气管和支气管肿瘤的常规检查方法是什么？

（1）胸部 X 线检查：用于肿瘤初步诊断。

（2）计算机断层扫描：提供详细图像，确定肿瘤特征。

（3）纤维支气管镜检查：直接观察并取样活检。

（4）痰液细胞学检查：分析痰液中的异常细胞。

（5）血液肿瘤标志物检测：测定特定蛋白或基因表达水平。

（6）其他：根据需要，还可进行磁共振成像、气管超声内镜、肺功能等检查。

38. 肺部肿瘤的常规检查方法是什么？

（1）X 线检查：用于初步筛查，了解肿块位置和大小，但分辨率有限，可能漏诊小肿瘤或特殊部位肿瘤。

（2）低剂量螺旋计算机断层扫描（CT）：作为关键筛查技术，检出率高，辐射低，适合做定期筛查。

（3）增强计算机断层扫描：提供清晰图像，确定肿瘤位置和与血管关系，高分辨率有助于早期诊断。

（4）支气管镜检查：直接观察病变，取样进行病理检查，是诊断中央型肺癌的关键。

（5）肿瘤标志物检查：如癌胚抗原（CEA）、鳞状细胞癌抗原（SCC），作为辅助诊断工具，但不能独立确诊。

根据患者情况，必要时做正电子发射断层显像 - 计算机断层扫描（PET-CT）、细胞学检查、剖胸探查术等综合评估。

39. 胸腔肿瘤的常规检查方法是什么？

（1）胸部 X 线检查：显示肺部和胸腔结构，发现异常阴影或肿瘤。

（2）胸部计算机断层扫描：提供详细胸腔信息，检出微小病变和肿瘤形态、大小及淋巴结转移情况。

（3）纤维支气管镜检查：直接观察气道内部，取样活检以明确诊断。

（4）超声心动图：评估心脏结构和功能，监测心包积液等异常情况。

（5）胸腔穿刺术：抽取积液或注入药物，用于诊断和治疗胸腔积液。

（6）磁共振成像：提供详细软组织信息，评估肺部肿块性质。

（7）正电子发射断层显像 - 计算机断层扫描（PET–CT）：通过示踪剂分布区分良、恶性病变。

（8）血液检查：包括全血细胞计数、生化指标和肿瘤标志物，辅助判断全身健康状况及特定类型肿瘤可能性。

40. 纵隔肿瘤的常规检查方法是什么？

（1）胸部 X 线检查：提供肿瘤关键信息。

（2）胸部计算机断层扫描：详尽解剖结构信息，精确诊断肿瘤位置和形态。

（3）磁共振成像：多角度观察肿瘤与周围结构关系，无辐射风险。

（4）纤维支气管镜检查：病变部位取样活检。

（5）纵隔镜检查：直接观察纵隔内病变，组织采样或摄影。

（6）超声检查：鉴别肿瘤性质。

（7）活组织穿刺检查：适用于高度怀疑恶性淋巴瘤或肿瘤体积大难以切除的患者，明确诊断和治疗方案。

41. 膈肌肿瘤的常规检查方法是什么？

（1）胸部 X 线平片：显示肺、心脏和膈肌状况。

（2）胸部计算机断层扫描：提供详细膈肌结构信息，侦测微小病变。

（3）超声检查：评估软组织结构，非侵入性诊断。

（4）磁共振成像：无须放射线，清晰显示深层结构差异，高分辨率软组织。

（5）胸腔镜检查：侵入性方法，观察膈肌和胸腔内状况，可活检样或摄影确诊。

第三节 呼吸系统肿瘤的认识与预防

一、呼吸系统肿瘤的基础认识

42. 呼吸系统肿瘤好发部位有何差异?

呼吸系统肿瘤的好发部位存在一定的差异,这主要取决于肿瘤的类型。例如,肺癌是最常见的呼吸系统肿瘤,其好发部位通常在肺部的支气管黏膜上皮,尤其是肺门附近的大支气管。此外,喉癌则好发于喉部的声门区、声门上区及声门下区,不同部位的喉癌症状和治疗方式也会有所不同。对于其他类型的呼吸系统肿瘤,如鼻咽癌,其好发部位通常在鼻咽部的咽隐窝或顶后壁。而胸腺瘤则好发于前上纵隔,这是一种相对少见的肿瘤。了解呼吸系统肿瘤的好发部位,有助于医生进行更准确的诊断和制订更有效的治疗方案。

43. 呼吸系统良性肺肿瘤会恶变吗?

一般而言,呼吸系统良性肺肿瘤恶变的概率相对较低,但并非完全不可能。部分良性肺肿瘤,如肺错构瘤、硬化性血管瘤等,在长时间内可能保持稳定,不出现明显的变化。然而,也有一些良性肺肿瘤,在特定的条件下,如长期慢性炎症刺激、不良生活习惯或环境因素等,有可能发生恶变,转化为恶性肿瘤。通过定期的复查和随访,以及积极的生活方式调整,可以降低良性肺肿瘤恶变的风险。

44. 呼吸系统良性肺肿瘤哪些类型需密切随访?

有几种良性肺肿瘤需特别关注和密切随访。肺硬化性血管瘤虽多良性,但可能恶变,需定期行影像学检查。肺错构瘤通常良性,但极少数可能恶变,尤其是体积大或生长快时。其他良性肿瘤如支气管腺瘤,恶变概率低,但应根据患者情况和医嘱密切随访。定期复查有助于及时发现肿瘤变化,采取有效治疗。

45. 中央型肺癌为何更易出现咯血?

中央型肺癌更易出现咯血的原因主要在于其特殊的生长位置和与周围

组织的毗邻关系。中央型肺癌通常起源于支气管黏膜上皮或腺体，这些部位富含血管，尤其是毛细血管。当肿瘤逐渐增大并侵犯周围血管时，很容易引起血管破裂，从而导致咯血症状的出现。此外，肿瘤的生长还可能压迫或阻塞支气管，使得支气管内的分泌物无法顺利排出，进一步加剧咯血的风险。因此，对于中央型肺癌患者而言，及时诊断和治疗至关重要，可以有效控制病情并减少咯血等症状的发生。

46. 中央型肺癌的解剖位置与症状有何关系？

中央型肺癌的解剖位置紧邻支气管和肺门区域，这一特殊的解剖位置对其症状表现产生了显著影响。由于肿瘤位于支气管内或附近，很容易阻塞或压迫支气管，导致患者出现呼吸困难、喘息和咳嗽等症状。特别是当肿瘤侵犯到较大的支气管时，呼吸困难的症状会更为明显。此外，由于中央型肺癌与肺门区域的血管和淋巴管紧密相连，肿瘤的生长和扩散很容易影响到这些结构，进而引发咯血、胸痛及淋巴结转移等症状。因此，了解中央型肺癌的解剖位置及其与周围组织的关系，对于准确判断病情、制订治疗方案及预测预后具有重要意义。

47. 肺转移瘤和原发性肺癌在治疗原则上有何不同？

肺转移瘤和原发性肺癌的治疗原则不同。肺转移瘤是其他部位恶性肿瘤转移至肺部，治疗侧重于控制原发肿瘤和缓解症状，可以采用化疗、靶向或免疫治疗。原发性肺癌治疗更复杂，早期可以手术根治，中晚期需综合治疗提高效果和生存期。治疗方案需考虑病理、分期、身体状况及患者意愿。因此，治疗时需个性化方案以求最佳效果。

48. 胸膜间皮瘤与石棉暴露有什么关系？

胸膜间皮瘤与石棉暴露紧密相关，通常有 20 年的潜伏期。石棉纤维吸入后沉积在胸膜，长期刺激导致细胞变异和恶性转化，患者可能多年后才出现症状，如胸痛、呼吸困难等。

二、呼吸系统肿瘤高危因素分析

49. 每日吸烟量、烟龄与肺癌风险存在剂量效应关系吗？

研究显示，吸烟量和烟龄与肺癌风险有显著关系。吸烟越多、烟龄越长，肺癌风险越高。流行病学研究验证了这一点，长期大量吸烟者肺癌发病率更高。吸烟量大，肺部受烟草有害物质侵袭严重，增加癌变风险。烟龄延长，肺部细胞损伤累积，癌变可能性增加。因此，减少吸烟量和缩短烟龄可降低肺癌风险。戒烟是根本解决方法，能显著减少肺部损伤，降低肺癌发病率。

50. 空气污染与呼吸道肿瘤存在关联吗？

长期暴露在空气污染较为严重的环境里，空气中的有害物质，如细颗粒物、二氧化硫、氮氧化物等，会对呼吸道黏膜造成持续性的损伤。这种损伤可能会导致细胞的异常增生，从而增加了呼吸道肿瘤发生的可能性。

51. 职业暴露与呼吸道肿瘤存在关联吗？

职业暴露是呼吸系统肿瘤的一个重要高危因素。长期接触某些有害物质，如石棉、硅尘、铬、镍、镉、铍、铀、氡及其子体、煤烟、焦油、沥青等，可增加患呼吸道肿瘤的风险。这些物质可能通过吸入、食入或皮肤接触进入人体，对呼吸道细胞造成损伤，长期累积可引发细胞变异和恶性转化。因此，对于从事相关职业的人群，应加强职业防护和健康监测，以降低患呼吸系统肿瘤的风险。

52. 遗传因素与呼吸道肿瘤存在关联吗？

遗传因素与呼吸道肿瘤之间存在密切联系，这种联系是通过遗传倾向体现出来的。具体来说，如果一个人的家族中曾经有过呼吸道肿瘤的患者，那么这个人在未来患上呼吸道肿瘤的风险将会相对较高。这种现象表明，遗传背景在一定程度上影响了个体对呼吸道肿瘤的易感性。

53. 慢性炎症与呼吸道肿瘤存在关联吗？

长期的慢性炎症刺激被认为是呼吸道肿瘤发生的一个重要促进因素。例如，慢性支气管炎、慢性阻塞性肺疾病等炎症性疾病，长期存在会导致呼吸道黏膜反复受损和修复，这一过程可能伴随着细胞增殖的异常，增加细胞变异和恶性转化的风险。此外，慢性炎症还可能引发免疫系统的异常反应，进一步促进肿瘤的发生和发展。因此，对于患有慢性炎症性疾病的人群，除了积极治疗炎症本身，还应定期进行呼吸道健康的筛查，以便及早发现并处理潜在的肿瘤风险。

54. 不良生活习惯与呼吸道肿瘤存在关联吗？

不良生活习惯被认为是增加呼吸道肿瘤风险的一个重要因素。例如，长期吸烟是导致肺癌的主要原因之一，烟草中的有害物质会损伤呼吸道黏膜，引发慢性炎症，并增加细胞癌变的风险。此外，过量饮酒、不健康的饮食习惯及缺乏体育锻炼等不良生活习惯，也可能通过影响个体的免疫功能和代谢状态，间接促进呼吸道肿瘤的发生。因此，养成健康的生活习惯，戒烟限酒，保持均衡的饮食和适量的运动，对于预防呼吸道肿瘤具有重要意义。

55. 电子烟真的“无害”吗？

电子烟作为传统烟草的替代品越来越受欢迎，但其安全性仍受争议。研究指出，尽管不含焦油等有害物质，但是电子烟气溶胶中含有的重金属如铅、镉、镍等，可能对呼吸、神经和心血管系统造成伤害。铅中毒可能损害神经系统，镉与心血管疾病和肺癌风险增加有关。因此，电子烟用户应了解这些潜在风险，并采取预防措施，如减少使用和定期检查健康。

56. 人乳头瘤病毒感染与喉癌、下咽癌存在关联吗？

人乳头瘤病毒感染与喉癌、下咽癌之间存在着一定的关联机制。人乳头瘤病毒（HPV）是一种常见的病毒，通常与宫颈癌等生殖系统肿瘤密切相关。然而，近年来的研究表明，人乳头瘤病毒感染也可能增加喉癌和下咽癌的发病风险。这种关联机制可能涉及人乳头瘤病毒对喉部和下咽部黏膜的损害，进而引发细胞异常增生和癌变。对于存在人乳头瘤病毒感染的个体，定期进行喉部和下咽部的检查，以及采取必要的预防措施，如戒烟、限酒、保持良好的生活习惯等，对于降低喉癌和下咽癌的发病风险具有重要意义。

三、呼吸系统肿瘤预防与筛查

57. 肺癌家族史人群应何时开始筛查？

对于有肺癌家族史的人群而言，提前进行肺癌筛查是至关重要的。由于遗传因素可能在肺癌的发病中起到一定作用，这类人群相较于普通人群具有更高的肺癌发病风险。因此，专家建议，有肺癌家族史的人群应提前开始接受肺癌筛查。当然，具体的筛查开始年龄还需根据个体的具体情况，如家族中肺癌患者的发病年龄、个人的吸烟史和其他生活习惯等因素进行综合考虑。通过定期的肺癌筛查，可以及早发现肺癌的踪迹，提高治疗效果和生存率。

58. 肺癌筛查阴性人群如何优化年度体检项目?

对于肺癌筛查结果为阴性的人群，年度体检项目的优化至关重要，旨在平衡检查的有效性和辐射风险。在确认肺部无结节或异常后，可以考虑适当延长计算机断层扫描（CT）筛查的间隔，如从每年一次调整为每两年一次，但这需根据个体的具体情况由专业医生决定。同时，可以结合其他非辐射或低辐射的检查手段，如血液标志物检测，以提供额外的监测信息。此外，重视生活习惯的改善和日常健康监测，如戒烟、健康饮食、规律运动及定期自我检查，也是优化体检项目的重要组成部分。通过综合多种手段，在确保安全的前提下，有效提升肺癌的早期发现率。

59. 慢性阻塞性肺疾病患者为何需定期筛查肺癌?

慢性阻塞性肺疾病（COPD）患者由于长期吸烟或吸入有害气体，其肺部已经受到不同程度的损伤。这种损伤不仅限于气道和肺泡，还可能影响到肺部的免疫系统，使得患者更容易受到致癌物质的影响。定期筛查肺癌对于慢性阻塞性肺疾病患者尤为重要，因为早期发现肺癌可以显著提高治疗成功率，延长生存期。通过定期的计算机断层扫描或其他相关检查，医生可以及时发现肺部异常，进而采取必要的干预措施，防止病情恶化。因此，慢性阻塞性肺疾病患者应重视肺癌筛查，将其纳入日常健康管理计划之中。

60. 呼吸系统肿瘤患者在大气污染红色预警日外出如何防护?

在大气污染红色预警日，呼吸系统肿瘤患者外出需特别防护。必须外出时，佩戴口罩，穿长袖衣物，减少皮肤暴露。避免剧烈运动，控制呼吸频率，缩短外出时间，尽快返回室内。室内更换衣物，清洗面部和手，使用空气净化器保持空气清新。这些措施有助于减少有害物质接触，保护患者健康。

61. 介于 4mm 和 8mm 的肺部孤立性结节如何处理？

对于直径≤ 8mm 无肺癌危险因素的孤立性实性结节，建议依据结节直径分级制订 CT 随访方案：①≤ 4mm 者应该接受有经验医生的建议随访；② 4 ～ 6mm 者实施年度 CT 复查；③ 6 ～ 8mm 者 2 年内每 6 ～ 12 个月复查，稳定后转为年度检查。

若存在肺癌危险因素，≤ 8mm 结节随访策略调整如下：①≤ 4mm 者直接进入年度监测；② 4 ～ 6mm 者首期 6 ～ 12 个月复查，18 ～ 24 个月 2 次确认后进入年度跟踪；③ 6 ～ 8mm 者需强化监控：初始 3 ～ 6 个月 CT 随访，9 ～ 12 个月后二次复查，之后每 6 个月追踪，持续 2 年无进展则降级为年度检查。

62. 肿瘤标志物（如癌胚抗原、细胞角蛋白 19 片段）升高的非肿瘤原因有哪些？

肿瘤标志物（如癌胚抗原、细胞角蛋白 19 片段）的升高并不总是意味着肿瘤的存在，多种非肿瘤因素也可能导致其水平上升。一方面，某些良性疾病，如炎症、感染或自身免疫性疾病，可能刺激机体产生免疫反应，进而引起肿瘤标志物的轻度升高。另一方面，生活习惯和生理状态的变化，如吸烟、饮酒、过度劳累或情绪波动，也可能对肿瘤标志物的水平产生影响。此外，药物使用，特别是某些生物制剂或化疗药物，也可能导致肿瘤标志物的暂时升高。因此，在解读肿瘤标志物结果时，应综合考虑患者的具体情况，避免过度解读或误诊。

63. 循环肿瘤 ctDNA 是什么？

循环肿瘤 ctDNA（ctDNA）是一种源自肿瘤细胞的游离 DNA，它存在于血液或其他体液中。这些 DNA 片段携带着肿瘤特有的遗传信息，包括基因突变、基因扩增或缺失等。通过检测循环肿瘤细胞 DNA，医生可以获取有关肿瘤生物学特性的重要信息，这对于肺癌的早期诊断、预后评估及个性化治疗方案的制订具有重要意义。循环肿瘤细胞 DNA 检测技术的不断进步，为肺癌的一级预防提供了新的手段，使得在肿瘤发生前就能够进行干预，从而降低肺癌的发病率和死亡率。

64. 循环肿瘤 ctDNA 检测的假阴性因素是什么？

循环肿瘤 ctDNA（ctDNA）检测作为一种非侵入性的肿瘤筛查手段，虽然具有诸多优势，但也存在一些可能导致假阴性的因素。首先，样本采集和处理过程中的误差可能会影响 ctDNA 的检测结果。例如，如果采集的血样量不足或保存不当，可能会导致 ctDNA 的降解或丢失，从而降低检测的敏感性。其次，患者体内的肿瘤负荷也是影响 ctDNA 检测结果的重要因素。如果肿瘤负荷较低，ctDNA 在血液中的含量可能也相应较低，这可能导致检测无法准确捕捉到肿瘤的存在。此外，个体差异、基因突变类型及检测技术的局限性等因素也可能对 ctDNA 检测的准确性产生影响。因此，在进行 ctDNA 检测时，需要综合考虑多种因素，以提高检测的准确性和可靠性。

65. 基因检测在肺癌一级预防中的应用前景如何？

基因检测在肺癌一级预防中展现出了广阔的应用前景。通过检测个体携带的特定基因变异，可以识别出高风险人群，从而采取更有针对性的预防措施。这种个性化的预防策略，不仅能够提高预防效果，还能减少不必要的医疗资源和经济负担。随着基因测序技术的不断进步和成本的降低，基因检测在肺癌预防中的应用将会越来越广泛，为更多人的健康保驾护航。

66. 低剂量计算机断层扫描筛查的辐射量相当于拍多少次胸片？

低剂量计算机断层扫描（CT）筛查作为一种有效的肺癌筛查手段，其辐射量一直是人们关注的焦点。事实上，低剂量计算机断层扫描筛查的辐射量相对较低，通常相当于几次甚至不到一次普通胸片的辐射量。这种筛查方式能够在保证安全的前提下，提供更为清晰、准确的肺部图像，有助于医生及早发现肺癌的踪迹。因此，对于有肺癌家族史或其他高危因素的人群而言，选择低剂量计算机断层扫描筛查是一种既安全又有效的预防措施。

67. 孕妇能否进行低剂量计算机断层扫描筛查?

对于孕妇而言，进行低剂量计算机断层扫描筛查需要特别谨慎。尽管低剂量计算机断层扫描筛查的辐射量相对较低，但任何辐射都有可能对胎儿产生潜在的影响。因此，在妊娠期间，除非有极为特殊的情况且经过医生的严格评估，否则通常不建议孕妇进行低剂量计算机断层扫描筛查。对于孕妇的肺癌筛查或其他相关健康检查，医生会根据具体情况推荐更为安全、适宜的检查方法。在任何情况下，孕妇都应咨询专业医生或放射科专家的意见，以确保母婴的安全。

68. 正电子发射断层显像–计算机断层扫描显示“高代谢”就是恶性肿瘤吗?

正电子发射断层显像 - 计算机断层扫描（PET–CT）作为一种先进的影像学检查手段，在肿瘤诊断中发挥着重要作用。然而，当正电子发射断层显像 - 计算机断层扫描结果显示某个区域呈现“高代谢”状态时，并不意味着该区域一定存在恶性肿瘤。高代谢状态是由多种原因引起的，包括炎症、感染、自身免疫性疾病等。因此，在解读正电子发射断层显像 - 计算机断层扫描结果时，需要结合患者的临床症状、体征及其他检查结果进行综合判断。对于疑似恶性肿瘤的情况，还需要进行进一步的病理检查以明确诊断。

69. 骨扫描比磁共振成像诊断骨转移更有优势吗?

骨扫描和磁共振成像（MRI）在检测骨转移方面各有优势。骨扫描利用放射性核素检测骨骼异常，对早期骨转移敏感，但特异性较低，可能有假阳性。磁共振成像提供清晰的软组织和骨骼结构图像，对晚期骨转移诊断准确，但对早期敏感性不如骨扫描。选择时应考虑患者情况和临床需求，两者可互补使用以提高诊断准确性。

70. 超声支气管镜引导下经支气管针吸活检术与普通支气管镜技术有何差异?

经支气管超声引导针吸活检术 (EBUS-TBNA) 与普通支气管镜技术经支气管镜针吸活检术（C-TBNA）在诊断肺部及纵隔病变方面存在显著差异。经支气管超声引导针吸活检术采用了超声引导技术，能够实时显示支气管壁及周围结构，精确定位病变部位，从而提高了活检的准确性。相比之下，经支气管镜针吸活检术主要依赖医生的经验和手感进行盲穿，定位相对不够精确。此外，经支气管超声引导针吸活检术的采样范围更广，可以到达更深的纵隔淋巴结，为肺癌等疾病的精准分期提供了有力支持。因此，在临床应用中，经支气管超声引导针吸活检术逐渐成为肺部及纵隔病变诊断的首选方法。

第二章

恶性肿瘤

第一节　上呼吸道恶性肿瘤

一、鼻咽恶性肿瘤

71. 鼻咽恶性肿瘤有哪些?

在鼻咽部，我们经常遇到的恶性肿瘤主要包括鼻咽癌、鼻咽淋巴瘤、腺样囊性癌、鼻咽黑色素瘤，以及来自身体其他部位的肿瘤转移而来的恶性肿瘤等。鼻咽癌是一种在鼻咽区域发生的癌症，可能与遗传、环境因素及病毒感染有关。鼻咽淋巴瘤则是一种起源于淋巴系统的恶性肿瘤，可能与免疫系统的异常有关。腺样囊性癌是一种较为罕见的恶性肿瘤，主要来源于头颈部的大唾液腺（如腮腺、颌下腺）或小唾液腺（如口腔、鼻腔、鼻咽部黏膜中的黏液腺）。其特点是肿瘤细胞形成类似腺体的结构，具有侵袭性强、易神经浸润等特点。鼻咽黑色素瘤则是一种起源于黑色素细胞的恶性肿瘤，可能与皮肤黑色素瘤类似，但发生在鼻咽区域。此外，还有其他部位的肿瘤可能通过血液或淋巴系统转移到鼻咽部，形成转移性恶性肿瘤。

72. 鼻咽癌的发病率如何?

鼻咽癌（nasopharyngeal carcinoma，NPC）是一种起源于鼻咽部黏膜上皮的恶性肿瘤，通常发生在鼻咽的顶壁和侧壁，尤其是咽隐窝区域。这种癌症在我国具有较高的发病率，特别是在华南地区，而北方的发病率则相对较低。鼻咽癌表现出人群易感性，具有显著的地区聚集性、种族易感性、家族遗传倾向以及相对稳定的发病率。鼻咽癌非流行地区，发病率随年龄增长而增加，呈双峰分布：首峰以青少年和青壮年居多，次峰以＞65岁居多；鼻咽癌流行地区，30岁后发病率增加，40～59岁达高峰，随后下降。男女发病率比2.75：1。

73. 鼻咽癌有哪些类型?

鼻咽癌是在鼻咽部发生的恶性肿瘤，可以呈现出多种不同的形态。其中，结节型鼻咽癌通常表现为一个明显的肿块，溃疡型表现为在鼻咽黏膜上形成一个溃疡，黏膜下浸润型则是肿瘤在黏膜下扩散而不易被肉眼察觉。鼻咽癌以鳞癌最常见，占 95% 以上，病理分为角化性、非角化性及基底细胞样癌三类，以非角化性未分化型癌为主，其次是非角化性分化型癌和角化性癌。偶见鼻咽腺癌、类癌、腺样囊性癌等。角化癌在非流行地区更常见，非角化癌占 NPC 大多数，与 EBV 感染有关。

74. 鼻咽癌的病因是什么?

尽管鼻咽癌的确切病因尚未完全揭示，但研究表明，多种因素可能共同作用导致了这种疾病的产生。遗传因素可能在其中扮演了一定的角色，而病毒因素，尤其是 EB 病毒的感染，被认为是重要的致病因子之一。除此之外，环境因素也不容忽视，特别是那些与亚硝胺和多环烃类化合物相关的环境暴露。在日常生活中，居住环境中的烟草烟雾暴露及过量摄入腌制食品，都被认为与鼻咽癌的发生有着密切的联系。相反，均衡饮食，尤其是增加蔬菜和水果的摄入量，已被证明可以有效降低鼻咽癌的发病风险。

75. 鼻咽恶性肿瘤的典型症状有哪些?

鼻咽恶性肿瘤因其位置隐秘，早期症状通常不显著，这使得疾病的误诊和漏诊现象较为普遍。患者可能会出现一些典型症状，例如鼻出血，特别是在早晨起床后擤鼻涕时，可能会注意到涕液中带有血丝。此外，鼻塞和咽鼓管阻塞也是常见的症状。患者也会遭受分泌性中耳炎的困扰，这会导致听力减退。颈部淋巴结肿大往往是鼻咽恶性肿瘤的首个警示信号，这表明肿瘤细胞已经扩散至颈部淋巴结。若肿瘤侵犯脑神经，患者会遭受头痛等症状的折磨。到了疾病晚期，肿瘤会扩散至身体其他部位，包括肝脏、肾脏、颅内及骨骼等。

76. 鼻咽恶性肿瘤的诊断方法有哪些?

诊断鼻咽恶性肿瘤首先需借助内镜检查，观察鼻腔内部变化，以识别鼻黏膜肿胀、溃烂或肿瘤等异常迹象。确诊鼻咽癌通常依赖于病理组织活检，这是一种更为精确的诊断手段。当医生怀疑患者有鼻咽癌时，他们会采集病变部位的细胞样本进行深入分析。通过病理组织活检，医生能够准确地确定疾病的类型，为后续治疗方案的制订提供科学依据。

77. 人类疱疹病毒 4 型（EB 病毒）感染在鼻咽癌诊断治疗中有何意义？

部分鼻咽癌患者伴有人类疱疹病毒 4 型（EB 病毒）DNA 拷贝数增高，以及血清 EB 病毒抗体 VCA-IgA 和 EA-IgA 效价增高，与预后有一定相关性，可作为一种辅助诊断方法，目前主要用于：①普查，如血清 EB 病毒抗体效价高，应做鼻咽镜，有助于早期发现鼻咽癌；②对原因不明颈转移患者可找到隐匿在鼻咽的原发灶；③可用作鼻咽癌放疗前后的随诊，动态观察疗效辅助手段。

78. 鼻咽癌影像学检查首选计算机断层扫描还是磁共振成像？

磁共振成像（MRI）对软组织分辨率比计算机断层扫描（CT）高，可更清晰地确定肿瘤部位、范围及其邻近结构的侵犯，尤其对脑组织、咽旁组织、肌肉组织的显像效果好。有条件患者均应行磁共振成像增强检查，以更好确定分期、治疗方案及放疗靶区的范围。

79. 鼻咽恶性肿瘤的鉴别诊断有哪些？

在确诊鼻咽恶性肿瘤的过程中，医生需要仔细区分和鉴别其他可能的病症，以确保诊断的精确性并避免误诊。鉴别诊断应涵盖腺体样增生、炎性滤泡增生、鼻咽纤维血管瘤、鼻咽结核、颅底脊索瘤及鼻咽潴留性囊肿等疾病。这些病症各自具有独特的临床表现和病理特征，因此，通过详尽的病史采集、体格检查、影像学检查及可能的组织病理学分析，医生能够更精确地诊断出鼻咽恶性肿瘤，并排除上述其他疾病的可能性。

80. 鼻咽癌什么情况下考虑手术治疗？

对于原位复发性鼻咽癌，局部复发鼻咽癌多采用经鼻内镜入路手术，手术切除范围为：肿瘤局限在颈内动脉内侧 0.5cm 以内，包括鼻咽腔内，或侵犯鼻中隔或后鼻孔，或轻度侵犯咽旁间隙，或局限于蝶窦底壁或翼突基底部。

81. 原位复发鼻咽癌术后还需要放疗吗?

复发鼻咽癌手术后是否需要放化疗辅助，目前尚无明确定论。多数专家认为需要根据手术切缘和手术彻底性来确定。如果手术为根治性，且切缘为阴性，术后无须辅助治疗，定期随访观察即可。如果手术切缘阳性，应根据阳性切缘位置决定是否行二次手术，或行术后放疗加化疗；如果是姑息性手术，则术后应常规辅助放疗或化疗。

82. 初治鼻咽癌适合手术治疗吗?

由于鼻咽癌早筛的普及以及手段的进步，鼻咽癌早期诊断率已大幅度提高。针对Ⅰ期患者应该如何治疗，是不是只能首选放射治疗有必要进一步探索。对于生物活性较低的局限性肿瘤（T1N0M0）选择鼻内镜手术进行彻底切除，不失为最佳方案。针对Ⅱ～Ⅳ期病变，选择手术治疗，目前证据不足，还需要进一步通过大样本前瞻性临床试验加以证实其疗效和安全性。

83. 鼻咽淋巴瘤适合手术治疗吗?

鼻咽淋巴瘤是一种在鼻咽部位形成肿瘤的疾病，它还可能扩散至身体其他部位。对于鼻咽淋巴瘤的早期病例，医生们可能会考虑局部切除手术，旨在缓解患者的症状并提升他们的生活质量。然而，必须指出的是，与放射治疗和化学治疗相比，手术治疗通常并非最佳选择，因为手术可能带来一定的身体损伤，并存在复发的风险。

84. 鼻咽腺样囊性癌的治疗方法有哪些?

针对鼻咽腺样囊性癌，在疾病的早期阶段，通常会采取手术切除的方法来移除肿瘤。手术之后，为了进一步防止癌细胞的扩散和转移，通常会配合使用放射治疗。这种综合治疗手段能够显著提高患者的生存率。而对于晚期鼻咽腺样囊性癌患者，治疗策略可能包括化疗，通过使用药物来抑制肿瘤的生长，减小肿瘤体积，并且尽可能地杀死体内的癌细胞，从而有利于病情的控制。当然，选择哪种治疗方案需要根据患者病情的严重程度及个体差异来决定，以确保治疗的针对性和有效性。

85. 鼻咽黑色素瘤应如何治疗?

鼻咽黑色素瘤是一种罕见且严重的疾病，其治疗方法涵盖了手术切除、放射治疗、化学治疗，以及这些方法的组合。对于早期鼻咽黑色素瘤患者，手术切除往往是首选的治疗方案。若手术后仍有可见肿瘤残留或肿瘤无法完全切除，放射治疗可作为替代或辅助治疗手段。化学治疗则通过使用药物来消灭癌细胞，特别适用于肿瘤已扩散至其他组织或器官的晚期患者。此外，靶向治疗和免疫治疗亦可作为辅助治疗手段。

86. 初治鼻咽癌可以单纯放疗吗？

对Ⅰ期鼻咽癌，采取单纯根治性放射治疗（放疗）即可获得满意疗效。对Ⅱ期鼻咽癌，根治性放疗是否加用同期化疗存在较大争议，其中T2N1具有较高远处转移发生率，应联合顺铂为主的同期化疗。对局部晚期（Ⅲ～ⅣA期）鼻咽癌，需联合铂类同步化疗。

87. 什么情况下鼻咽癌需要进行化疗？

鼻咽癌的化疗方式多样，包括术后的辅助化疗、术前的诱导化疗、放疗期间的同步化疗，以及晚期患者的姑息化疗等。对于早期鼻咽癌且无复发风险的患者，通常只需进行根治性的手术或放疗，无须化疗。对于中期患者，一般建议采用放化疗同步进行的综合治疗策略。而晚期鼻咽癌患者则多采用以化疗为主的靶向联合治疗策略。在某些中期鼻咽癌的治疗中，患者在放射治疗前可能需要先接受几个周期的诱导化疗以缩小肿瘤体积，这样可以提高放疗的根治效果，进而提升治愈率。

88. 什么情况下鼻咽癌需进行基因检测？

在鼻咽癌中，可能存在一些特定的分子异常，而针对这些分子的靶向药物能够有效抑制癌细胞的生长。对于确诊鼻咽癌的患者，若存在家族史或其他特殊情况，例如年轻发病或有多个鼻咽癌病例，进行基因检测可以帮助了解是否存在基因突变。

89. 什么情况下鼻咽癌可以进行靶向治疗？

在鼻咽癌中，某些特定的分子异常，例如EGFR蛋白的过度表达，为使用靶向药物提供了可能。这些药物针对这些分子异常，有助于抑制癌细胞的生长。因此，靶向治疗成为鼻咽癌管理的一种可行方案。对于那些无法耐受化疗或不适合接受放疗的患者，可以考虑使用贝伐珠单抗等抗血管靶向药物进行治疗。

90. 鼻咽癌患者可以应用免疫治疗吗?

免疫治疗基本原理是调节免疫系统的功能，赋予其识别和消灭癌细胞的能力。在鼻咽癌的治疗方案中，免疫治疗通常作为辅助手段，与放疗、化疗等其他治疗方法相结合，旨在实现更佳的治疗效果。它不仅能够提升治疗的精确性和效率，还可能降低传统治疗方法可能产生的副作用，为患者提供更为人性化的治疗选项。因此，对于鼻咽癌患者而言，免疫治疗不仅是一种治疗手段的补充，更是一种提升生活质量、增强治疗信心的关键途径。

91. 质子重离子可以用于鼻咽癌治疗吗?

多项研究证实，调强质子治疗（intensity-modulated proton therapy，IMPT）对头颈部肿瘤有效。IMPT 在头颈部肿瘤治疗中有剂量学优势。重离子（如碳离子）较高的相对生物效应（relative biological effectiveness，RBE）使其能够更有效地杀死对光子照射有抵抗力的癌细胞。海德堡大学离子治疗中心对 75 例局部复发鼻咽癌采用调强碳离子放疗（intensity-modulated carbon ion radiotherapy，IM-CIRT），1 年生存率超 98.1%。质子重离子放疗在初治及复发鼻咽癌中应用，初步证明安全可行且副作用较低，但远期疗效仍需研究。

92. 鼻咽恶性肿瘤的预后如何?

对于鼻咽癌患者而言，若能在疾病早期发现，并且未出现远处转移，且肿瘤恶性程度不高，那么通过放疗、化疗等对症治疗手段，通常能够有效控制病情，使患者有望实现长期生存。早期发现鼻咽癌往往预示着更高的治疗成功率，因为早期肿瘤体积较小，扩散风险较低。在这样的情况下，患者接受的放疗可以更精确地定位肿瘤部位，减少对周围健康组织的损害。化疗药物的使用也会更加精准，从而提升治疗效果。此外，随着医学技术的不断进步，新的治疗方法和药物不断涌现，为鼻咽癌患者带来了更多希望。当然，除了积极的医疗干预，患者的心理状态和生活质量同样至关重要。保持乐观的心态，配合医生的治疗方案，以及良好的生活习惯，都是提高预后质量的关键因素。

93. 鼻咽癌术后会复发吗?

鼻咽癌患者在手术后确实面临复发的风险。这一风险与肿瘤的分期、类型及患者的总体健康状况紧密相关。通常情况下，大多数鼻咽癌复发发生在手术后的前 2 ～ 3 年，因此这段时间对于复查和随访至关重要。早期鼻咽癌的复发率相对较低，而 Ⅰ 期和 Ⅱ 期患者的 5 年生存率也较高。采用综合治疗方案（例如手术结合放疗或化疗）相较于单一治疗方法，能更有效地降低复发的可能性。此外，患者的年龄、免疫功能及整体健康状况等因素，也会对复发风险产生影响。

二、喉部恶性肿瘤

94. 喉部恶性肿瘤有哪些?

喉部恶性肿瘤涵盖了多种在喉咽部发生的恶性肿瘤。这些肿瘤不仅包括喉癌，还有疣状癌、乳头状鳞状细胞癌、基底样鳞状细胞癌、扁桃体癌等。每一种肿瘤都有其独特的病理特征和临床表现，给患者带来了不同程度的痛苦和挑战。此外，恶性淋巴瘤、平滑肌肉瘤和恶性黑色素瘤等也是喉部的恶性肿瘤类型。这些肿瘤的出现，往往与遗传、环境因素、生活习惯等有着密切的联系。一些恶性肿瘤可能并非原发于喉部，而是从身体的其他部位转移而来，如肺部、胃部等，这些转移性肿瘤的出现，往往意味着患者的整体健康状况已经受到了严重的威胁。因此，了解喉部恶性肿瘤的种类，对于早期发现、及时治疗及改善患者的预后具有重要的意义。

95. 喉部恶性肿瘤的发病率如何?

喉部恶性肿瘤的发病率相对来说是比较低的，它在所有类型的全身恶性肿瘤中所占的比例是 0.87% ～ 7.3%。而在耳鼻咽喉科领域内，这类恶性肿瘤的发病率则是 7.9% ～ 35%。这些数据反映了喉部恶性肿瘤在不同医学分类中的相对重要性。

96. 喉癌的发病率如何?

喉癌（laryngeal cancer，LC）是原发于喉部的以鳞状细胞分化为主的恶性肿瘤，是头颈部常见的恶性肿瘤，发病率仅次于鼻咽癌。喉癌的

96% ～ 98% 为鳞状细胞癌，其他病理类型少见。近年来，喉癌的发病率呈现上升趋势。该疾病在男性中更为常见，性别比例为 7 ∶ 1 ～ 10 ∶ 1，且主要集中在 40 ～ 70 岁年龄段。喉癌的原发部位以声门区为主，占比达到 50% ～ 70%，其次是声门上区，而声门下区仅占 5%。

97. 喉癌的病因是什么？

尽管喉癌的确切病因尚未完全明晰，但流行病学研究已揭示了其与多种因素的关联。这些因素包括但不限于吸烟和饮酒习惯、特定病毒的感染、环境及职业风险暴露、放射线接触、微量元素缺乏及性激素代谢失衡等。通常，喉癌的发病是这些致癌因素综合作用的结果。

98. 疣状癌的病因是什么？

疣状癌，也被称作疣状鳞状细胞癌，是一种较为罕见的皮肤癌类型。它属于鳞状细胞癌的一种特殊亚型，通常表现为低度的恶性程度，并且很少发生转移。关于这种癌症的病因，目前尚未完全明确，但研究者们已经提出了一些可能的因素。这些因素包括但不限于高危型人乳头瘤病毒（HPV）的感染、放射性物质的暴露或热辐射导致的皮肤损伤、长期接触某些化学致癌物质，以及长期存在的慢性皮肤或黏膜的损伤。此外，遗传因素也被认为是可能的诱因之一，因为某些家族中可能会出现多例疣状癌的病例。

99. 乳头状鳞状细胞癌的病因是什么？

人乳头瘤病毒（HPV），尤其是 16 型和 18 型，与乳头状鳞癌的发病密切相关。长期吸烟会显著提高乳头状鳞癌的发生风险。接触特定化学物质或工业污染，可能与该癌症的发生存在关联。免疫系统功能不全的人群，例如艾滋病患者，面临更高的患癌风险。此外，慢性炎症也是引发该癌症的一个关键因素。

100. 基底样鳞状细胞癌的病因是什么？

基底样鳞状细胞癌，这种类型的癌症其确切的发病机制目前尚未完全明了，但研究者们普遍认为它可能与多种因素相关联。这些因素包括但不限于：①紫外线的长期暴露，这通常与过度的日晒有关；② X 线的放射性照射，这可能在某些医疗诊断或治疗过程中发生；③病毒感染，尤其是人乳头瘤病毒（HPV）的感染，已被提出可能与该癌症的发展有关；④慢性炎症的持续刺激，这可能由于长期的皮肤损伤或某些皮肤病的反复发作而引起。

101. 喉部恶性肿瘤的典型症状是什么？

喉部恶性肿瘤典型症状包括声音嘶哑，这种嘶哑不同于一般的感冒或过度使用声带导致的暂时性声音变化，而是持续且逐渐加重的。患者会发现自己的声音变得越来越低沉，甚至在日常对话中也难以被他人听清楚。此外，咳嗽带血，甚至咯血，意味着肿瘤已经侵犯到了喉部的血管。颈部淋巴结肿大，这种肿大通常无痛，但提示有恶性病变的存在。患者还可能感到咽喉有异物感，仿佛有东西卡在喉咙里，在吞咽时尤为明显，甚至会引起吞咽疼痛。更严重的是，喉部恶性肿瘤会阻塞气管，影响正常的呼吸功能，患者在呼吸时会感到明显的困难和不适。气管分泌物排出不畅，导致的呼吸困难，还会引起继发感染，使得病情进一步恶化。

102. 喉部恶性肿瘤如何诊断？

内镜检查能够观察喉部、咽喉及声带的病变情况。一旦发现异常，可能需进一步进行活检或切除手术，以便对取出的组织样本进行病理学分析，从而确认是否存在癌细胞。此外，计算机断层扫描（CT）、磁共振成像（MRI）和正电子发射断层显像－计算机断层扫描（PET-CT）等影像学检查有助于确定肿瘤的位置、大小及是否已经扩散。

103. 喉部恶性肿瘤的鉴别诊断有哪些？

在医学诊断过程中，喉部恶性肿瘤需要与多种疾病进行仔细的鉴别，以确保准确的诊断和治疗。这些疾病包括：①喉结核，这是一种由结核杆菌引起的感染性疾病；②喉乳头状瘤，通常是一种良性肿瘤，但有时会转变为恶性；③纤维瘤，一种由结缔组织过度生长形成的良性肿瘤；④脂肪瘤，由脂肪组织异常增生形成的良性肿瘤；⑤淀粉瘤，一种罕见的良性肿瘤；⑥神经纤维瘤，一种影响神经系统的良性肿瘤。通过详细的临床检查、影像学检查和组织病理学分析，医生能够区分这些疾病与喉部恶性肿瘤，从而为患者提供适宜的治疗方案。

104. 喉癌什么情况下考虑手术治疗?

手术治疗前提是患者能够耐受全身麻醉和支撑喉镜操作。手术治疗主要用于治疗早期声门型和声门上型喉癌，适合于激光手术的病变应是在支撑喉镜下可完全显露，肿瘤各界均在视野内，在激光束可达到的区域内肿瘤应能被完整切除。

105. 喉癌的手术方式有哪些?

（1）支撑喉镜下显微镜辅助的喉癌切除手术：这种手术主要适用于早期喉癌、原位癌及非常早期的喉癌患者，其特点是肿瘤没有深层浸润，没有远处淋巴结转移，病变范围非常局限。目前，主要采用喉激光切除手术和等离子切除手术，这些都属于微创手术，具有出血少、副作用小、肿瘤播散率低及保留患者发声功能等优点。然而，这种手术的缺点是部分患者可能面临切除不彻底的风险，术后复发的可能性相对较高。

（2）喉部分切除手术：包括垂直半喉切除手术、水平半喉切除手术和全喉切除手术，这些主要适用于中晚期喉癌的治疗。

106. 喉癌的化疗方式和药物有哪些?

化疗治疗喉癌主要分为几种不同的方式，包括诱导化疗、辅助化疗及姑息性化疗等。这些化疗方式可以有效地帮助控制喉癌的病情发展。在进行化疗时，患者可以通过静脉输液或者口服药物的方式接受治疗。化疗过程中常用的药物有顺铂、卡铂、奥沙利铂、紫杉醇、多西他赛、5-氟尿嘧啶、多柔比星、环磷酰胺等，这些药物能够针对癌细胞进行有效的杀伤，从而达到治疗的目的。

107. 喉癌什么情况下选择放疗?

放射治疗是治疗喉癌的方案之一。对于早期喉癌患者，放射治疗往往被视为首选，因为它能有效消灭癌细胞，而无须手术干预。但是，对于中晚期喉癌患者，医生们通常建议采用放射治疗与手术相结合的综合治疗方案，以期获得更佳的治疗效果。放射治疗需要持续一段时间，患者在治疗过程中会经历一些副作用，如暂时的味觉和嗅觉丧失，以及口腔干燥等不适。尽管如此，随着放射治疗技术的持续发展，这些副作用正变得越来越可控，治疗的精确度也在提升，从而减少了对健康组织的潜在损害。

108. 喉癌能进行免疫治疗吗?

免疫治疗是一种借助人体自身的免疫系统来对抗肿瘤细胞的治疗手段。目前，它已经成为治疗喉癌的一个关键方法，涵盖了免疫检查点抑制剂、细胞治疗及联合治疗等多种形式。目前，多种免疫检查点抑制剂已被批准用于喉癌治疗，包括程序性细胞死亡蛋白 -1（PD-1）抑制剂和细胞程序性死亡 - 配体 1（PD-L1）抑制剂等。同时，也有多种联合治疗方案被应用于喉癌治疗，例如免疫检查点抑制剂与放化疗的结合，以及免疫检查点抑制剂与靶向治疗的结合。

109. 喉癌能进行靶向治疗吗?

靶向治疗是一种专门针对肿瘤特定靶点的治疗方法，它适用于某些特定类型的喉癌患者。常见的靶向药物包括西妥昔单抗、贝伐珠单抗等，这些药物能够直接作用于肿瘤细胞，并在肿瘤局部维持较高的浓度，以实现更佳的治疗效果。然而，值得注意的是，并非所有类型的喉癌都适合使用靶向药物，而且对于不同分期的喉癌，靶向药物的疗效也会有所差异。

110. 喉癌的预后如何?

喉癌患者的生存期通常受到疾病分期、肿瘤位置、治疗方案及个人健康状况等多种因素的影响。早期发现的喉癌，在积极治疗下有较高的治愈率。大多数患者在接受积极治疗后，预后相对乐观，但具体寿命难以精确预测，因为个体差异较大。对于早期喉癌且未发生远处转移、身体条件良好的患者，及时治疗通常能获得较好的预后和较长的生存期，5 年生存率可超过 90%。然而，对于中晚期喉癌患者，尤其是那些同时患有其他基础疾病（如糖尿病、高血压）的患者，治疗过程更为复杂，预后相对较差，生存时间也较难评估。此外，喉癌的不同部位可能会影响 5 年生存率的统计数据。

111. 喉部恶性肿瘤术后会复发吗?

喉癌患者在手术后确实面临复发的风险。这种复发的可能性与多种因素相关，涉及肿瘤的病理类型、术前的临床分期、手术过程的彻底性及术后辅助治疗的效果等。喉癌复发可以分为局部复发和远处转移两种形式。局部复发指的是肿瘤在原发部位重新生长，这可能是由于初次手术切除不完全，导致肿瘤细胞残留。远处转移则意味着肿瘤细胞通过淋巴系统或血液循环扩散至身体其他部位，形成新的肿瘤病灶。

三、上呼吸道恶性肿瘤的自我管理

112. 上呼吸道恶性肿瘤患者在日常饮食中应注意哪些事项?

对于上呼吸道恶性肿瘤患者而言，维持健康的饮食习惯至关重要。应选择清淡且易于消化的食物，如小米粥和南瓜粥，这些食物能为身体提供必需的能量，同时不会给消化系统增加负担。此外，患者应避免食用辛辣刺激性食物，例如辣椒和花椒，因为这些食物可能刺激上呼吸道，加剧病情。同时，为了促进身体恢复，患者可适量摄入富含蛋白质的食物，如新鲜鸡蛋和优质牛奶。这些食物有助于补充治疗过程中可能丢失的营养，从而支持病情好转和身体康复。

113. 上呼吸道恶性肿瘤与哪些不良习惯有关?

首先，饮食习惯在这一过程中扮演了至关重要的角色。经常食用高盐、高脂的腌制类食物，或是在高温下烹饪而可能产生致癌物质的烧烤类食物，以及辛辣刺激性食物，都可能对脆弱的鼻腔黏膜造成持续的刺激和伤害。其次，吸烟和饮酒这两种习惯，众所周知，它们不仅对肺部有害，同样也会对上呼吸道造成负面影响，增加鼻咽癌等恶性肿瘤的风险。此外，生活习惯也不容忽视。长期熬夜、作息时间的紊乱，这些看似平常的行为，实际上可能导致免疫系统功能下降，使得身体更难以抵抗疾病的侵袭。因此，保持良好的生活习惯和饮食习惯，对于预防上呼吸道恶性肿瘤来说，是至关重要的。

114. 上呼吸道恶性肿瘤患者可以运动锻炼吗?

在医生的指导下，患者可以适度参与一些体育锻炼，如慢跑、游泳、散步等低强度活动。这些活动不仅有助于增强体质，还能提升身体的免疫力，对病情的恢复和改善具有积极影响。当然，锻炼的方式和强度应根据患者的具体状况进行调整，以确保锻炼的安全性和有效性。

115. 上呼吸道恶性肿瘤术后何时开始运动锻炼?

术后多久能进行运动锻炼，主要取决于患者的恢复状况。若恢复顺利且无并发症，一般建议在术后 3 ～ 6 个月逐步尝试适度运动，例如散步或轻度有氧活动。然而，若恢复情况不佳或伴有并发症，如感染或出血，建议暂时避免任何运动，以免干扰康复进程或加剧病情。

116. 经常感冒会诱发鼻咽癌吗？

频繁感冒并不一定直接导致鼻咽癌。鼻咽癌的成因复杂且多样，主要涉及人类疱疹病毒 4 型（EB 病毒）感染、遗传因素、环境暴露等多种因素，同时也与个人的生活习惯密切相关。例如，长期吸烟和过量摄入腌制食品等不良生活习惯，会提高患病的风险。此外，空气污染也是一个不可忽视的因素，它可能通过多种途径影响我们的呼吸系统健康。尽管频繁感冒可能引起人们的担忧，但关键是要认识到，它只是众多潜在因素之一，并非直接的病因。因此，维持健康的生活方式，定期进行体检，以及在出现症状时及时就医，都是预防鼻咽癌及其他疾病的关键措施。

117. 鼻咽癌患者如何营养治疗？

鼻咽癌患者的营养治疗需特别关注。首先，应确保摄入足够的热量和蛋白质，以维持体重和身体功能。可以选择高蛋白食物，如鱼类、瘦肉和豆制品，以及高热量的食物，如坚果和干果，但要避免过度油腻和油炸食品。其次，多吃富含维生素和矿物质的食物，特别是新鲜蔬菜和水果，以增强免疫力，促进康复。同时，保持水分充足，适量饮水，有助于稀释痰液，缓解呼吸困难。最后，鼻咽癌患者应避免吸烟和饮酒，以及食用过硬、过冷或过热的食物，以免刺激口腔和咽喉部位，影响病情。

118. 喉癌治疗后如何进行言语康复？

喉癌治疗后的康复最需要解决的问题是喉全切除治疗后的再发声。喉切除后失去了发音功能，给患者在生活和社会交往等方面带来极大不便。目前无喉者言语康复的主要手段包括食管语、人工气动喉、电子喉及发音纽，它们各有利弊，可以在专业语音康复师或临床医生指导下根据患者年龄、全身情况结合个人意愿选择使用。

119. 喉癌治疗后如何复诊？

喉癌患者出院后首次随访时间一般为治疗后 1 个月，术后第 1 年内每 2 ～ 3 个月一次喉镜检查，每 4 ～ 6 个月进行一次颈部增强计算机断层扫描（CT）及肺部、腹部等全身检查，甲状腺术后或接受颈部放疗者应每月检查一次甲状腺功能，根据情况予以纠正。治疗后第 2 年内每 6 个月一次门诊复查，内容包括喉镜、颈部增强计算机断层扫描（CT）及全身检查。5 年后每 12 个月复查一次。晚期患者根据症状体征，选择性应用全身正电子发射断层显像 – 计算机断层扫描（PET–CT）等相关影像学检查。

120. 化疗引起恶心呕吐该怎么办?

化疗所致恶心呕吐（CINV）是化疗常见、常可预见并可预防的不良反应，分为急性呕吐、迟发性呕吐和预期性呕吐。对急性呕吐，应在化疗或呕吐之前预防性使用止吐药物。对迟发性呕吐，缺乏有效防治办法，发生后可联合 1 ～ 2 种止吐药治疗。对预期性呕吐，可选用抗焦虑或抗抑郁药物。

121. 化疗引起口腔黏膜炎该怎么办?

化疗可能会引起或加重已有的口腔黏膜炎，化疗期间应更加重视口腔卫生，用软牙刷刷牙，选用非刺激性洁牙剂，进食 30 分钟后用复方硼酸溶液、康复新液、3% 碳酸氢钠或 3% 过氧化氢含漱，忌烟酒，避免过热、过凉、辛辣、粗糙的刺激性食物。可用中医药调理减轻放化疗相关口腔黏膜炎的发生及严重程度。

122. 化疗引起脱发该怎么办?

化疗引起脱发是许多患者在治疗过程中面临的困扰。保持良好的心态至关重要。要认识到脱发只是暂时的副作用，治疗结束后头发通常会重新生长。饮食方面，要保证营养均衡，摄入富含蛋白质、维生素和矿物质的食物，如鱼类、蛋类、新鲜蔬菜水果等，有助于促进头发的生长。另外选择温和、无刺激的洗发水和护发素，避免频繁洗头和使用高温的吹风机，减少对头发的损伤。佩戴假发或帽子也是不错的选择，既能保持美观，又能保护头皮免受外界环境的伤害。

123. 化疗导致骨髓抑制怎么办?

化疗药物可能影响骨髓造血，导致血细胞减少。定期血常规检查，及时发现骨髓抑制迹象至关重要。一旦发现，患者可能需接受药物治疗，如粒细胞集落刺激因子，促进骨髓恢复。保持良好营养状态，增强免疫力，也是重要措施。患者应摄入富含铁质、蛋白质和维生素食物，促进骨髓造血。综合管理和护理，可有效预防和处理化疗引起的骨髓抑制，保障治疗顺利。

124. 放化疗期间如何预防感染?

放化疗期间，患者免疫力下降易感染。预防感染，需保持良好个人卫生，勤洗手，正确清洁身体部位。保持室内空气流通，定期清洁消毒环境。密切观察体温和感染迹象，如发热、咳嗽，及时就医。已感染患者，遵医嘱使用抗生素或其他药物。

125. 放化疗引起营养不良怎么办?

均衡饮食，确保摄入足够蛋白质、热量、维生素和矿物质。建议咨询营养师制订个体化饮食计划。食欲缺乏者可尝试分餐制，多次少量进食，选择喜欢的食物，尝试不同烹饪方式。口腔疼痛或吞咽困难者应吃软烂易消化食物，避免刺激性食物和饮料。必要时，可以应用营养补充剂或肠内营养制剂，以保证营养支持。

126. 放化疗引起神经病变怎么办?

放化疗可能导致神经病变，影响患者生活质量。可以进行物理疗法，如按摩、温水浴，以及适量运动，如散步、瑜伽，以缓解症状。必要时，可用药减轻症状。

127. 放疗引起皮肤反应怎么办?

放疗期间，患者皮肤常受到放射线的照射，可能出现红肿、瘙痒、干燥甚至脱皮等反应。需注意以下几点：首先，保持放疗区域皮肤的清洁与干燥，避免使用刺激性强的清洁产品或化妆品。其次，穿着应柔软、宽松，以减少对皮肤的摩擦。对于干燥瘙痒的皮肤，可使用温和无刺激的保湿霜轻轻涂抹，避免搔抓以免破溃感染。若皮肤出现红肿或破溃，应及时咨询医生，根据医嘱使用适当的药膏或药物进行护理。此外，放疗期间患者应避免阳光直射放疗区域，以防加重皮肤反应。

128. 放疗引起食管炎怎么办?

首先，应保持口腔卫生，定期漱口，以减少细菌滋生，防止感染。其次，饮食上应选择温和、无刺激的食物，避免过硬、过烫或辛辣食物，以减少对食管的刺激。同时，可采用小口慢咽的方式进食，减轻吞咽时的疼痛。对于症状严重者，可使用黏膜保护剂或镇痛药物。

第二节　下呼吸道恶性肿瘤

一、气管和支气管恶性肿瘤

129. 气管和支气管恶性肿瘤有哪些?

气管和支气管恶性肿瘤主要分为两大类：一类是原发于气管和支气管的恶性肿瘤，另一类则是继发于这些部位的恶性肿瘤。在原发性肿瘤的范畴内，我们经常遇到多种病理类型，例如鳞状细胞癌、腺癌、低分化癌、小细胞癌、大细胞癌、腺样囊性癌、黏液表皮样癌、类癌及肉瘤等。这些肿瘤起源于气管和支气管的内层细胞，它们的生长和扩散模式各不相同，因此治疗方案和预后也有所区别。至于继发性肿瘤，它们通常是邻近器官的恶性肿瘤扩散至气管和支气管的结果。例如，喉癌、食管癌、甲状腺癌等邻近器官的肿瘤可能侵犯气管和支气管，形成继发性的恶性肿瘤。这些继发性肿瘤的治疗和管理需要综合考虑原发肿瘤的特性及其治疗状况。

130. 气管和支气管恶性肿瘤的发病率如何?

在癌症的广泛领域中，原发性气管和支气管恶性肿瘤并不常见。荷兰癌症登记处 1989 ～ 2002 年的记录显示，这类肿瘤的年发病率仅为 0.142/10 万，这一数据在癌症发病率的统计中显得相对较低。尽管如此，我们仍需对这些数据保持警觉。实际上，许多气管肿瘤是由于邻近器官的直接侵袭或血液传播导致的继发性气管内转移，这一现象引起了医学界的高度重视。这些肿瘤的形成与患者的吸烟史、职业暴露史及其他环境因素紧密相关，因此，深入研究其流行病学特征对于疾病的早期发现和预防策略的制订至关重要。

131. 最常见的气管和支气管恶性肿瘤是哪种?

在原发性气管恶性肿瘤中，最常见的是鳞状细胞癌，占临床病例的50%～60%。这些肿瘤的组织学特征与肺鳞状细胞癌相似。影响预后的不良因素包括肿瘤侵犯甲状腺和淋巴管的浸润。然而，角化、角化不良、坏死及肿瘤的厚度并不能作为预后的预测指标。通常情况下，气管壁的侵犯、纵隔邻近组织或器官的累及，以及淋巴结转移，都是疾病进展的明显标志。

132. 气管和支气管恶性肿瘤的典型症状有哪些?

气管肿瘤可能导致活动后呼吸困难，当肿瘤体积较大时，甚至在静息状态下也可能出现呼吸困难。除了呼吸困难，患者还可能出现咳嗽、咯血、喘息或喘鸣等症状。吞咽困难在可切除的肿瘤中较为罕见。若肿瘤起源于声门下间隙或邻近该区域，患者可能会出现声音嘶哑。

133. 气管和支气管恶性肿瘤的诊断方法有哪些?

对于那些怀疑气管和支气管恶性肿瘤患者来说，接受内镜检查是至关重要的。通过进行严格的支气管镜检查，医生能够直接观察到气管内的肿瘤情况，并且可以清除部分肿瘤组织，从而为组织学诊断提供必要的样本。这样的检查不仅有助于确诊，还能为后续的治疗提供关键信息。此外，支气管镜检查还能够协助建立通畅的气管，确保患者呼吸顺畅。更为重要的是，通过支气管镜检查，医生能够获取关于肿瘤位置和大小的最具体信息，这对于评估肿瘤是否可以进行手术切除及制订手术计划具有决定性意义。

134. 气管和支气管恶性肿瘤的鉴别诊断有哪些?

当气管和支气管恶性肿瘤患者出现呼吸困难的症状时，需要与多种疾病进行鉴别诊断，这些疾病包括支气管哮喘、慢性阻塞性肺疾病（COPD）、心功能不全、气管异物及肺血管性疾病等。此外，如果患者出现咯血的症状，则需要与肺炎、支气管扩张、肺结核等其他疾病进行鉴别诊断，以确保准确的诊断和及时的治疗。

135. 气管和支气管恶性肿瘤什么情况下进行手术治疗?

对于那些早期发现的气管和支气管恶性肿瘤患者，尤其是那些没有发生远处转移的情况，手术切除往往能带来较好的治疗效果。这是因为早期的肿瘤通常局限于较小的区域，手术能够较为彻底地移除肿瘤组织，从而减少复发风险。在手术过程中，医生会仔细评估肿瘤的位置和大小，以及它与周围健康组织的关系。如果涉及的气管部分在技术上可以安全切除，并且切除后剩余的气管两端能够通过精细的吻合技术进行重建，那么气管肿瘤就被定义为是可切除的。这样的手术需要由经验丰富的外科医生执行，以确保手术的安全性和成功率。在手术后，患者通常需要一段时间的恢复，并可能需要进行后续的放疗或化疗，以进一步降低复发的可能性，确保治疗效果。

136. 气管和支气管恶性肿瘤手术的禁忌证有哪些?

在考虑行气管和支气管恶性肿瘤切除手术时，医生需谨慎评估患者的整体健康状况，以判断是否存在手术禁忌证。主要禁忌证包括呼吸衰竭，因为手术中可能需要控制呼吸，而呼吸衰竭患者可能无法承受此类操作。此外，若患者正在服用糖皮质激素，这可能意味着他们存在潜在的炎症或免疫系统问题，从而增加手术风险。严重的基础疾病并发症同样是手术禁忌证之一，因为这些并发症可能在手术过程中恶化，导致不良后果。肿瘤切除的禁忌证还包括邻近器官或大血管的局部侵犯，因为这可能使手术变得极为复杂和危险。广泛的纵隔淋巴结转移也是一个关键禁忌证，表明肿瘤已扩散，手术可能无法彻底清除所有癌细胞。远处转移，即癌症已扩散至身体其他部位，同样使得手术变得不可行。最后，若患者之前接受过超过 50Gy 剂量的放射治疗照射至气管，手术风险将显著增加，因为高剂量放射治疗可能已对气管造成严重损伤。

137. 气管和支气管恶性肿瘤什么情况下需要接受化疗?

对于可以通过手术切除的气管肿瘤，如果其恶性程度相对较低，在手术之后可以考虑不进行化疗。然而，如果肿瘤的恶性程度较高，或者肿瘤无法通过手术切除，那么就需要根据肿瘤的病理类型制订适当的化疗方案。在化疗过程中，常用的药物包括紫杉醇、顺铂等。此外，化疗也可以作为一种术前的辅助治疗手段，它有助于减少肿瘤的体积，从而为手术创造更有利的条件。

138. 气管和支气管恶性肿瘤可以采用靶向治疗吗?

针对气管和支气管恶性肿瘤，医生会依据肿瘤的具体类型进行深入的分析和评估。在这一过程中，有针对性地进行基因检测显得尤为关键。基因检测能够揭示肿瘤细胞中是否存在特定的驱动基因突变。若检测结果呈阳性，意味着肿瘤细胞内含有可被靶向的驱动基因突变，患者因此可能选择相应的靶向药物进行治疗。这些靶向药物能够针对肿瘤细胞中的特定分子异常实施精准打击，有效抑制肿瘤的生长和扩散，为患者带来更为显著的治疗效果。

139. 气管和支气管恶性肿瘤可以采用免疫治疗吗?

对于那些驱动基因检测结果为阴性的气管和支气管恶性肿瘤患者来说，免疫治疗是一个可以考虑的治疗选项。免疫治疗的核心目的是通过激活和增强机体自身的免疫系统，使其能够更有效地识别并攻击肿瘤细胞。在临床实践中，常用的免疫治疗药物包括程序性细胞死亡蛋白 -1（PD-1）抑制剂、细胞程序性死亡 - 配体 1（PD-L1）抑制剂和细胞毒 T 淋巴细胞相关抗原 4（CTLA-4）抑制剂。这类治疗方法尤其适用于那些已经复发或者对传统治疗方法反应不佳的气道恶性肿瘤患者，为他们提供了新的治疗希望和可能。

140. 气管和支气管恶性肿瘤可以进行放疗吗?

放射治疗（放疗）是一种利用高能射线对肿瘤部位进行精准照射的治疗方法，其主要目的是消灭癌细胞。这种治疗通常包括外照射和内照射两种方式。对于那些无法进行手术治疗或者存在手术禁忌证的气管恶性肿瘤患者来说，放射治疗是一种可行的替代治疗方案。

141. 气管和支气管恶性肿瘤可以通过支气管镜进行治疗吗?

若肿瘤局限于局部且未发生转移，外科手术治疗是一个可考虑的选项。然而，一旦气管和支气管内的恶性肿瘤出现显著转移，外科手术可能无法实现治愈目标，并可能对患者的身体状况产生负面影响，不利于病情控制。在这种情况下，可以考虑采用支气管镜介入治疗。该方法能够有效清除气道阻塞，缓解患者胸闷和呼吸困难等症状，进而有助于延长患者的生存时间。

142. 气管和支气管恶性肿瘤的预后如何？

对于早期气管和支气管恶性肿瘤患者，若肿瘤恶性程度较低，通过手术切除，部分患者可存活 5 ～ 6 年，甚至更久。然而，晚期患者可能会遭遇严重的气道堵塞，甚至肺动脉受压，这可能导致窒息和死亡，这类患者的生存期通常较短。

143. 气管和支气管恶性肿瘤术后会复发吗？

气管和支气管恶性肿瘤在切除后确实存在复发的风险。然而，如果实施了根治性外科手术，复发的可能性相对较低，并且复发通常局限于局部区域。通过及时的发现和有效的治疗，可以取得积极的效果。因此，在进行手术时，关键是要实现肿瘤的根治性切除，即在距离肿瘤 0.5 ～ 1cm 处进行切除，确保有足够的切缘以避免肿瘤残留，从而降低复发的风险。

二、肺腺癌

144. 什么是肺腺癌？

肺腺癌（lung adenocarcinoma）是肺癌的一种类型，属于非小细胞癌的范畴。它更倾向于影响女性。这种癌症起源于支气管黏膜的上皮细胞，大多数病例源自小支气管的黏液腺，而少数则起源于大支气管的黏液腺。病变通常发生在肺的外围区域，形成空洞的情况较为罕见。肺腺癌的进展相对缓慢，且在早期阶段，症状往往不明显。

145. 肺腺癌的发病率如何？

在一项基于 SEER 数据库分析肺腺癌发病率及生存趋势的研究中，研究人员分析了 2000 ～ 2016 年 SEER 数据库中肺腺癌患者的资料，发现年龄调整后的发病率总体略有上升。特定人群，如女性、70 岁以上老年人、黑种人、美洲印第安人 / 阿拉斯加原住民、亚洲 / 太平洋岛民、病理分级 I 级患者，以及局限期和远处转移患者的发病率显著上升。相反，男性、60 岁以下、60 ～ 70 岁、白种人、病理分级 Ⅱ ～ Ⅳ 级及局部转移患者的发病率呈现下降趋势。研究期间，肺腺癌患者的 3 年和 5 年相对生存率均有所提高，特别是女性、60 ～ 70 岁、亚洲 / 太平洋岛民、病理分级 I 级和局部转移患者的生存率提升尤为明显。肺腺癌的相对生存率逐渐升高，这可能与肺癌筛查和治疗技术的进步密切相关。

146. 肺腺癌分哪几种类型?

肺腺癌是一种常见的恶性肿瘤，它在早期阶段通常可以被细分为 3 种不同的亚型。这些亚型包括浸润性腺癌亚型、微浸润性腺癌及原位腺癌。每种亚型都有其独特的病理特征和临床表现，因此在诊断和治疗过程中需要特别注意区分。

147. 什么是浸润性肺腺癌?

浸润性肺腺癌是一种恶性肿瘤，起源于肺部细胞。它属于非小细胞肺癌的一种，特点是癌细胞已经突破了肺部的基底膜，开始浸润到周围的组织中。这种癌症的生长速度较快，且具有转移的能力，可能通过血液或淋巴系统扩散到其他器官，如脑、骨、肝脏等。

148. 什么是微浸润性肺腺癌?

微浸润性肺腺癌是一种特殊类型的肺腺癌，属于早期肺癌的一种。其特点在于癌细胞的局部浸润程度较为轻微，通常仅限于肺泡壁上皮内或部分延伸到肺泡周围组织，浸润灶的最大直径通常不超过 5mm。这种肺癌相对比较隐匿，很多患者可能没有明显的症状，往往是在体检时通过胸部计算机断层扫描（CT）检查发现肺部存在小结节，进一步检查才确诊为微浸润性肺腺癌。

149. 什么是原位肺腺癌?

原位肺腺癌指的是肿瘤细胞仅局限于肺泡壁内，尚未突破基底膜侵入肺间质或血管、淋巴管等邻近组织的肺腺癌类型。此类肺腺癌一般不会发生远处转移，因此其预后相对乐观。原位肺腺癌的临床表现往往不显著，通常是在体检或因其他原因进行胸部影像学检查时意外发现。由于其生长范围有限，原位肺腺癌的治疗主要依赖于手术切除，术后复发率较低，通常无须放疗或化疗。尽管如此，定期随访和监测是不可或缺的，以便于早期发现潜在的复发或病情进展。

150. 肺腺癌的病因是什么？

肺腺癌的确切病因尚未完全明了，但研究表明它可能与多种因素相关，包括吸烟、大气污染、营养状况及遗传因素等，特别是与吸烟、大气污染和室内微小环境污染如苯并芘的暴露有关，而慢性肺部疾病与肺腺癌的发病存在显著的相关性。此外，营养不良也被视为一个风险因素。遗传因素可能在其中扮演着潜在的遗传性角色。

151. 肺腺癌的典型症状有哪些？

肺腺癌的症状主要与肿瘤的位置、大小、对邻近组织器官的浸润和压迫程度，以及是否存在远处转移紧密相关。这些症状可能随着病情的进展而逐渐显现，常见的症状包括咳嗽、痰中带血、胸痛、局部喘鸣、发热、呼吸困难等。这些症状可能在日常生活中被忽略，但它们是身体发出的警告信号，提示可能正遭受着肺腺癌的侵袭。因此，一旦出现这些症状，尤其是持续性的，应立即寻求医疗帮助，进行详细的检查。早期发现和治疗对于改善肺腺癌患者的预后至关重要，它能够提高治疗的成功率，延长患者的生存时间，甚至有可能实现完全康复。因此，了解肺腺癌的症状，提高警惕，对于早期诊断和治疗具有不可估量的价值。

152. 肺癌诊断需要做哪些检查？

肺癌的检查方式有很多种，包括验血、X 线检查、计算机断层扫描（CT）等，还有支气管镜和超声支气管镜穿刺活检术等内镜检查，以及纵隔镜、胸腔镜或开胸肺活检等提取肺部组织进行检查等。另外，还有痰脱落细胞学检查和病理组织学检查等方法。这些都能用来筛查和确诊肺癌。

153. 怀疑肺癌时，应进行哪些筛查？

主要筛查手段包括胸部计算机断层扫描检查，特别是低剂量螺旋计算机断层扫描（LDCT），它已被证明可以将高危人群的肺癌死亡率降低 20%，是目前最有效的肺癌筛查方法。LDCT 对早期肺癌的检测灵敏度是传统 X 线胸片的 4 ～ 10 倍，能够早期发现周围型肺癌。除此之外，血常规和肿瘤标志物检测也是常用的辅助检查手段。

154. 肺癌肿瘤标志物升高能诊断肺癌吗?

仅凭肿瘤标志物的升高，是不足以确诊为肺癌的。实际上，肺癌的诊断主要依赖于病理学的检查，因为只有通过病理学的诊断，才能获得确诊肺癌的最准确、最权威的依据，病理学检查被认为是诊断肺癌的金标准。

155. 肺腺癌的鉴别诊断有哪些?

（1）肺鳞状细胞癌：肺鳞癌通常好发于较大的支气管，中央型居多，角化和细胞间桥等特征较为明显，与肺腺癌在细胞形态、生长方式和免疫组化表现上有所不同。

（2）小细胞肺癌：小细胞肺癌细胞小且呈圆形或梭形，细胞质少，核仁不明显，其恶性程度高，进展迅速，对放化疗敏感，与肺腺癌的临床表现和治疗反应存在差异。

（3）肺结核球：肺结核球多有卫星灶，内部常有钙化，且患者常有结核中毒症状，通过结核菌检查、病理活检等可与肺腺癌区分。

（4）肺炎性假瘤：病变一般边界较清晰，多无分叶和毛刺，临床症状相对较轻，增强扫描强化不明显。

156. 肺腺癌什么情况下进行手术治疗?

对于肺腺癌的患者来说，如果处于疾病的早中期阶段，那么手术治疗是一个可行的选项。肺切除术是治疗早中期肺癌的主要手段，也是目前临床上用于治愈肺癌的一个重要方法。在进行肺癌手术时，医生会根据患者的具体情况来决定是进行完全性切除、不完全性切除还是不确定性切除。

157. 肺腺癌的手术方式有哪些?

肺腺癌的手术选择主要取决于术前的分期。根据不同的分期，手术方式包括肺段切除术、楔形切除术及肺叶切除配合肺门纵隔淋巴结清扫术。对于疑似原位腺癌的患者，建议进行胸部薄层计算机断层扫描（薄层 CT）随访，或在特定情况下考虑不超过肺段切除的限制性肺切除；对于疑似微浸润腺癌的患者，推荐限制性肺切除或肺叶切除；对于疑似浸润性腺癌的患者，应根据病灶是否含有磨玻璃成分、位置、大小、数量及患者的总体健康状况来选择合适的手术方式。至于肺部多发结节的处理，原则是优先处理主病灶，同时考虑次要病灶，并综合选择最合适的治疗方案。

158. 肺腺癌适合进行胸腔镜手术治疗吗?

对于较小的肿瘤，胸腔镜手术是一个可考虑的选项。胸腔镜手术是治疗肺癌的一种普遍方法，它属于微创手术，通过微小的切口和腔镜设备进入胸腔，进行肺部病变的检查和切除。相较于传统的开胸手术，胸腔镜手术的优势在于创伤更小、恢复期更短及术后疼痛减轻等特点。

159. 多原发肺癌可以同时手术切除吗?

多原发肺癌的治疗原则为主病灶优先，兼顾次要病灶。多个磨玻璃处于同一肺叶内，可行多处肺楔形切除、肺段切除或肺叶切除，如多个磨玻璃位于同一侧的多个肺叶内，应根据病灶的位置，个体化设计手术方式，行多处肺段切除或楔形切除。符合肿瘤学原则基础上，以尽可能保留肺功能为宜，不推荐行全肺切除术。如多个磨玻璃位于双侧肺内，可同期或分期行双侧胸腔镜肺切除术。双侧手术者，同期双侧肺叶切除需要慎重考虑，肺的总切除范围不宜超过全肺的 2/3，以避免对肺功能造成过大的影响。优先处理主病灶；对于次要磨玻璃病灶，如在同侧，且位于优势部位，可考虑同期手术切除，如在对侧且考虑为腺瘤样增生或原位腺癌，可密切随访。

160. 肺腺癌术后并发症有哪些?

肺癌手术后出现并发症的概率在 8% ～ 35%。这些并发症可以是任何外科手术中都可能出现的问题，最常见的是和呼吸、心血管系统有关的一些问题，如感染、出血、呼吸衰竭、肺不张、气胸、心律失常、心功能不全等；而肺切除手术比较特别的一点是，它可能会有一些自己特有的并发症，比如手术后肺断面漏气和支气管胸膜瘘等。

161. 什么是肺腺癌完全切除?

肺癌被完全切除，必须满足以下条件：①所有的切割边缘都不能有癌细胞；②必须进行系统性的淋巴结清扫，共包括 6 组淋巴结；③切除的纵隔淋巴结或肺叶边缘淋巴结不能受到癌症侵犯；④必须切除最高部位的淋巴结，而且切除后显微镜检查显示没有癌细胞。

162. 什么是热消融治疗?

热消融治疗通常是在计算机断层扫描（CT）的精确引导下进行的，医生会使用一根细小的电极针直接插入肿瘤部位。通过电极针释放的热量，可以精准地破坏癌细胞，同时尽量减少对周围健康组织的损伤。这种方法不仅能够促进肿瘤的萎缩，有效控制病情的发展，还能预防病情的进一步恶化。此外，热消融治疗还能够缓解患者的一些不适症状，如疼痛和呼吸困难，从而提高患者的生活质量。

163. 肺腺癌什么情况下适宜热消融治疗?

对于以下患者，热消融治疗可能是一个合适的选择。①心肺功能不全或高龄，无法承受传统手术切除；②主动选择拒绝手术切除；③经历过手术后复发或仍有残留病灶，且无法或不愿意再次进行手术；④有多个磨玻璃结节；⑤因各种原因导致严重胸膜粘连或胸膜腔闭锁；⑥单肺患者（例如因某些原因失去一侧肺）；⑦有重度焦虑，且心理或药物治疗效果不明显的患者。

164. 肺腺癌热消融治疗期间可以进行活检吗?

肺腺癌在热消融过程中，可以同步执行活检。通过同一穿刺通道，首先进行组织取样以明确诊断，随后利用物理加热技术杀灭肿瘤组织，使病灶凝固。这种方法不仅精准度高、创伤小、恢复快，并且几乎不损害肺功能，同时实现了明确诊断和消除病灶的目标，有效避免了二次损伤。

165. 早期肺腺癌患者术后需辅助化疗或靶向治疗吗?

在早期肺癌手术后，选择辅助治疗策略时，必须考虑病理分期和高危因素。对于原位癌和微浸润癌的患者，通常不需要辅助治疗。然而，对于ⅠA期肺癌患者，若存在高危因素，则需在考虑患者意愿的基础上，进行全面评估，以决定是否进行化疗或靶向治疗。对于ⅠB期患者，若存在高危因素，建议在手术后进行辅助治疗。对于ⅠB期以上的患者，术后推荐进行辅助化疗或靶向治疗。

166. 肺腺癌术后辅助治疗什么时候进行?

对于完全切除的Ⅱ～Ⅲ期晚期非小细胞肺癌，推荐含铂双药方案术后辅助化疗 4 个周期。辅助化疗始于患者术后体力状况基本恢复正常，一般在术后 4 ～ 6 周开始，最晚建议不超过手术后 3 个月。

167. 肺腺癌什么情况下需要新辅助治疗?

对可切除的Ⅲ期肺腺癌可选择含铂双药，2 ～ 3 个周期的术前新辅助化疗。应及时评估疗效，监测并处理不良反应，避免增加手术并发症。手术一般在化疗结束后 2 ～ 4 周进行。术后辅助化疗应当根据术前分期及新辅助化疗疗效，有效者延续原方案或根据患者的耐受性酌情调整，无效者则应当调整治疗方案。建议围手术期共进行 4 个周期化疗。

168. 肺腺癌常用化疗药物有哪些?

对于晚期驱动基因阴性的肺腺癌，目前主要采用以化疗为核心的综合治疗方案。目前，治疗肺腺癌的常用化疗药物包括培美曲塞、紫杉醇、多西他赛、吉西他滨、顺铂、卡铂和奈达铂等。化疗方案通常采用联合化疗，例如培美曲塞与顺铂、卡铂或奈达铂的组合，紫杉醇与顺铂、卡铂或奈达铂的组合，以及吉西他滨与铂类药物的组合。

169. 晚期肺腺癌化疗后维持治疗方案有哪些?

对一线治疗后达到疾病控制（完全缓解、部分缓解或稳定）的患者，可选择维持治疗。目前有循证医学证据支持的同药维持治疗药物有培美曲塞（非鳞癌）、贝伐珠单抗（非鳞癌）和吉西他滨，使用免疫检查点抑制剂时若未出现疾病进展及不可耐受的不良反应，建议使用周期为 2 年；有循证医学证据支持的换药维持治疗的药物有培美曲塞（非鳞癌），对于表皮生长因子受体（EGFR）基因敏感突变患者可以选择表皮生长因子受体酪氨酸激酶抑制剂（EGFR–TKI）进行维持治疗。

170. 肺癌化疗有哪些副作用?

肺癌化疗最常见的副作用有：①胃肠道副作用，如食欲下降、恶心、呕吐、便秘、腹泻；②骨髓抑制，如白细胞和中性粒细胞减少、贫血、血小板减少、肝功能损害；③脱发、乏力等。

171. 什么是肺癌的放疗?

肺癌放疗是肺癌患者通过放射线治疗肿瘤的一种局部治疗方法。放射线包括放射性核素产生的α、β、γ射线和各类X射线治疗机或加速器产生的X射线、电子线、质子束及其他粒子束等。大多数恶性肿瘤患者在治疗癌症的过程中需要用放射治疗，放射治疗在恶性肿瘤治疗中的作用和地位日益突出，已成为治疗恶性肿瘤的主要手段之一。

172. 肺腺癌什么情况下可应用放疗？

肺癌放疗包括根治性放疗、姑息放疗、辅助放疗和预防性放疗等。肺癌放疗可用于因身体原因不能手术治疗或拒绝手术的早期肺腺癌患者的根治性治疗、可手术患者的术前及术后辅助治疗、局部晚期病灶无法切除患者的局部治疗和晚期不可治愈患者的姑息治疗。

173. 立体定向放射治疗有什么优点？

立体定向放射治疗（SBRT）的优点包括以下几点。①精准度高：SBRT能够较为准确地将射线集中在肿瘤上，减少对正常组织的损伤，从而降低副作用；②治疗效果好：由于高剂量的辐射集中在肿瘤区域，治疗效果优于普通放疗，能够更好地控制肿瘤；③治疗时间短：通常只需进行数次疗程，减少了对患者生活的干扰和不便；④保护正常组织：SBRT能够精确辐射肿瘤组织，减少对周围正常组织的损伤，全身反应较少；⑤适应证广泛：适用于多种肿瘤类型，包括肺癌、脑肿瘤等。

174. 肺腺癌脑转移灶可以应用伽马刀治疗吗？

伽马刀是采用立体定向几何原理，使^{60}Co放射源产生的伽马射线大剂量聚焦照射。靶区内放射剂量很高，靶区周围的正常组织放射剂量很小。肺腺癌脑转移瘤是否可行伽马刀治疗需根据病灶大小、数目、位置、放射敏感性和患者一般情况来进行综合评估。脑转移瘤巨大病灶若伴有明显水肿和颅内高压，多数采用开颅手术或大分割放疗等其他手段。深部病灶可采用伽马刀治疗。

175. 肺癌放射治疗有哪些副作用？

肺癌放疗的副作用因个体差异而异，与受照射部位的体积大小、受照射的部位、剂量、个体易感性，以及是否曾接受过放疗、化疗等多种因素有关。一般来说，放疗对血常规的影响并不明显，很少有人因单独放疗而出现严重的骨髓抑制。最常见的副作用是放疗区域的局部反应，即照射野内的放射性改变。

176. 肺腺癌需要进行基因检测吗？

对于肺腺癌患者而言，常规进行基因检测尤为重要，特别是对于ⅠB期至ⅢA期及晚期患者。基因检测有助于确定患者是否存在驱动基因突变，从而选择合适的靶向药物进行治疗。这不仅能够降低癌症复发的风险，而且有助于延长患者的生存期。

177. 什么是肿瘤分子靶向治疗？

肿瘤分子靶向治疗是一种针对肿瘤细胞的特定分子标志物的治疗方法。这种治疗方法通过使用特定的药物或其他手段，精准地作用于肿瘤细胞的某个关键靶点，从而达到抑制肿瘤细胞生长、增殖或诱导其凋亡的目的。与传统的化疗相比，肿瘤分子靶向治疗具有更高的针对性和更低的副作用，能够更有效地控制肿瘤的发展。在肺腺癌的治疗中，分子靶向治疗已成为一种重要的治疗手段，为许多患者带来了新的希望。

178. 肺腺癌有哪些靶点？

靶向治疗主要应用于非小细胞肺癌（NSCLC）中的腺癌患者。目前，针对肺腺癌的靶向药物治疗，已经确定了多个可以作为治疗靶点的分子。这些靶点包括表皮生长因子受体（EGFR）、间变性淋巴瘤激酶（ALK）重排、ROS1重排、*RET*基因重排、*MET*基因第14外显子跳跃突变(MET14)、*BRAF*基因v600E突变、*NTRK*基因融合及*EGFR*基因第20外显子插入突变（EGFR 20 ins）。除了这些分子靶点，靶向治疗还可以针对肿瘤血管生成进行，以抑制肿瘤的生长和扩散。

179. 肺腺癌常用的靶向治疗药物有哪些？

对于驱动基因阳性的患者，如表皮生长因子受体（EGFR）基因突变（包括19外显子缺失、21外显子L858R和L861Q、18外显子G719X及20外显子S768I）阳性的患者，可选择表皮生长因子受体酪氨酸激酶抑制剂（EGFR-TKI）治疗，包括吉非替尼、厄洛替尼、埃克替尼、达可替尼、阿法替尼或奥希替尼等。间变性淋巴瘤激酶（ALK）融合基因阳性的患者可选择阿来替尼、塞瑞替尼或克唑替尼治疗。ROS1 融合基因阳性的患者，可选择克唑替尼治疗。对于 C-met14 跳跃突变、不能耐受化疗者可以选择赛沃替尼。

180. 肺腺癌靶向治疗后进展，还能继续用靶向药吗？

对于驱动基因突变阳性的患者，如果一线和维持治疗时没有应用相应的分子靶向药物，二线治疗时应优先应用分子靶向药物；一线表皮生长因子受体酪氨酸激酶抑制剂（EGFR-TKI）治疗后耐药并且表皮生长因子受体（EGFR）T790M 突变阳性的患者，二线治疗时应优先使用三代表皮生长因子受体酪氨酸激酶抑制剂（EGFR-TKI），如奥希替尼、阿美替尼或伏美替尼。对于间变性淋巴瘤激酶（ALK）融合阳性，一线接受克唑替尼治疗后出现耐药的患者，二线治疗时可选择塞瑞替尼或阿来替尼。一线分子靶向治疗耐药后若为寡进展或中枢神经系统进展，可继续靶向治疗基础上联合局部治疗，如放疗或手术等。

181. 肺腺癌的靶向治疗有哪些副作用？

肺腺癌靶向治疗的副作用因药物种类而异，但通常包括皮肤反应、胃肠道反应及其他系统性反应。皮肤反应方面，某些靶向药物可能会引起皮肤干燥、瘙痒、红斑、皮疹、脱屑等症状。在严重情况下，可能会出现水疱、溃疡和疼痛等并发症。胃肠道反应方面，一些靶向药物可能会导致恶心、呕吐、腹泻、便秘等不适症状。其他系统反应方面，部分靶向药物可能会影响肝脏功能，导致肝功能异常和肝毒性反应。此外，靶向药物还可能对心脏功能、肾脏功能和血液系统产生影响。

182. 肺腺癌什么情况下进行免疫治疗？

对于那些驱动基因检测结果为阴性的肺腺癌患者来说，他们有多种治疗选择，其中包括免疫治疗及化疗与免疫治疗的联合方案。免疫检查点抑制剂，如程序性细胞死亡蛋白 -1（PD-1）抑制剂、细胞程序性死亡 - 配体 1（PD-L1）抑制剂、细胞毒 T 淋巴细胞相关抗原 4（CTLA4）等，代表了免疫治疗领域的一种新进展。这些药物通过调节肿瘤周围的免疫微环境，有助于增强体内免疫细胞的活性，从而有效地杀伤肿瘤细胞，为患者带来新的希望。

183. 肺腺癌可以通过疫苗治疗吗?

在肿瘤疫苗的领域中，主要可以分为两大类：一类是抗原特异性疫苗，包括肽/蛋白质疫苗、DNA疫苗及基于载体的疫苗；另一类则是全细胞疫苗，又可以细分为同种异体疫苗和自体树突状细胞疫苗。目前，在一些国家，比如古巴、秘鲁和委内瑞拉，已经批准了一种名为CIMAvax-EGF的疫苗用于治疗在一线化疗后病情仍然进展的ⅢB期和Ⅳ期非小细胞肺癌患者。

184. 肺腺癌可以应用抗体药物偶联物药物治疗吗?

抗体药物偶联物（ADC）药物是一种创新的生物制剂，由抗体、连接子和细胞毒性药物三个主要部分构成。其工作原理是利用抗体与肿瘤细胞表面特定抗原的结合，将细胞毒性药物精准地传递至肿瘤细胞内部，实现对这些细胞的特异性破坏。ADC药物主要适用于那些表达特定抗原的肿瘤患者，例如乳腺癌、肺癌、卵巢癌等。

185. 肺腺癌的预后如何?

肺腺癌患者的预后受肿瘤分期、病理类型、治疗选择和体能状况等因素影响。晚期患者预后较差，生存率低；早期患者通过手术和化疗可能治愈，生存期可超5年。中期患者主要接受手术治疗，术后可能需辅助化疗或放疗，生存期通常为3～5年。晚期患者若治疗靶点明确，可采用靶向药物、化疗或免疫治疗，部分患者生存期可达3～5年或更长。若肿瘤恶性程度高或有其他器官转移，生存时间则较短。

186. 肺腺癌术后会复发吗?

肺腺癌是恶性肿瘤，术后可能复发，风险因人而异。复发概率受多种因素影响，如患者身体状况、手术彻底性及肿瘤特性。通常，术后2年内复发风险较高，早期发现的复发率较低，中晚期可能随时间增加。重要器官功能弱或免疫力差，手术未彻底清除病灶，临床分期高、肿瘤浸润深、直径大、分化差等因素都可能增加复发风险。患者应遵医嘱，定期复查。

三、肺鳞癌

187. 什么是肺鳞癌?

肺鳞癌，全称为肺鳞状细胞癌，是一种肺部的恶性肿瘤。它起源于支气管黏膜上皮细胞的鳞状化生，随后发生恶变。肺鳞癌通常发生于有吸烟习惯的男性，并且在肺部影像学检查中多表现为中央型肺癌。肺鳞癌是属于非小细胞肺癌的一种独特病理类型，其亚型包括角化型、非角化型和基底细胞型。

188. 肺鳞癌的发病率如何?

在肺癌的分类中，肺鳞状细胞癌是位于第二位的常见类型。通常情况下，男性的发病率要高于女性，而且在城市居民中的发病率要高于农村居民。据统计，肺鳞状细胞癌在肺癌中的比例为 20% ～ 30%，并且每年全球有约 40 万人因此病去世。由于肺鳞状细胞癌在确诊时往往已经处于晚期，患者的治疗效果和生存率普遍较低。

189. 肺鳞癌的病因是什么?

肺鳞癌的确切病因目前尚不完全清楚，但研究表明，吸烟是导致肺鳞癌的一个主要风险因素，许多患者都有吸烟的习惯。除此之外，职业性危害、接触电离辐射、长期处于污染的大气环境中、遗传倾向、以往的肺部疾病史及家族中存在肺癌病例等因素都可能与肺鳞癌的发生有关。

190. 肺鳞癌与吸烟有关系吗?

吸烟可产生对呼吸系统致癌性很强的物质，是肺鳞癌重要的危险因素。随着开始吸烟年龄的提前、吸烟年限及吸烟量的增加，发生肺癌的危险程度也会随之升高。吸烟者患肺癌的风险是不吸烟者的 2.77 倍。非吸烟者因工作环境被动吸烟肺癌的发生风险增加 24%。长期在烟草烟雾环境中工作者的发病风险也较正常人群升高。

191. 哪些人容易患肺癌?

年龄≥ 40 岁且具有以下任一危险因素者容易患肺癌：吸烟≥ 20 包年（或 400 年支），或曾经吸烟≥ 20 包年（或 400 年支），戒烟时间＜ 15

年；有环境或高危职业暴露史（如石棉、铍、铀、氡等接触者）；合并慢性阻塞性肺疾病、弥漫性肺纤维化或既往有肺结核病史；既往罹患恶性肿瘤或有肺癌家族史。

192. 肺鳞癌的典型症状是什么？

一些肺鳞癌患者在早期可能没有明显的临床症状，但随着病情的发展，可能会出现呼吸道症状（例如咳嗽、咳痰、血痰、喘鸣、胸闷等）或癌症扩散的迹象（例如呼吸困难、吞咽困难、声音嘶哑等）。

193. 肺鳞癌如何诊断？

对于疑似肺鳞癌的患者，可以通过脱落细胞学检查、经皮肺活检、胸腔穿刺术、浅表淋巴结或转移结节活检、纤维支气管镜检查、纵隔镜检查及胸腔镜检查等方法获取病理组织，以进行明确的病理诊断。

194. 肺鳞癌的鉴别诊断有哪些？

肺鳞癌通常表现为中央型肺癌，这种类型的肺癌往往发生在肺的中央气道附近，而且在影像学检查中容易观察到肿瘤组织的坏死现象。为了确保诊断的准确性，医生需要将肺鳞癌与其他多种肺部疾病进行仔细的鉴别诊断。这些疾病包括其他类型的肺癌，如肺腺癌、小细胞肺癌等；肺部感染性疾病，如肺结核、肺炎；以及肺脓肿等其他肺部化脓性感染。通过综合病史、临床表现、影像学检查结果及可能的病理学检查，医生能够更准确地区分肺鳞癌与其他肺部疾病，从而制订出最适合患者的治疗方案。

195. 肺鳞癌什么情况下选择手术治疗？

对于早中期的肺鳞癌患者，手术治疗是一个可行的选择。肺切除术作为早中期肺癌的主要治疗方式，是目前临床上治愈肺癌的关键手段。若患者的肿瘤组织侵犯范围有限，且未出现广泛的淋巴结转移或远处器官转移，通常会优先考虑采用肺癌根治术进行治疗。

196. 肺鳞癌术前什么情况下需要新辅助治疗？

新辅助治疗是指对那些潜在可接受手术切除的患者，先行术前抗肿瘤治疗，随后进行手术治疗。通过术前治疗，新辅助治疗有助于缩小肿瘤体积，降低肿瘤分期；同时，它还能消灭患者体内循环的肿瘤细胞及微小转移病灶，从而为患者带来长期生存的益处。对于那些手术难度较高或肿瘤负荷较大的肺鳞癌患者，实施新辅助治疗后再进行手术，可以提高手术的R0 切除率（指在手术中切除肿瘤组织后，手术区域周围没有发现任何癌细胞残留的比例），并减少术后复发的风险。

197. 肺鳞癌术后需要辅助治疗吗?

即便肺鳞癌患者已经接受了肿瘤完全切除手术，术后复发或转移的风险依然存在。分期越晚，这种风险越高。因此，术后进行药物或其他形式的治疗是必要的，旨在进一步提升长期生存率。这些治疗手段统称为辅助治疗，主要包括辅助化疗、辅助靶向治疗、辅助放疗等。

198. 新辅助化疗后多久可以进行手术治疗?

一般而言，在完成新辅助化疗后的 3 ～ 4 周，患者便可以接受手术。然而，在某些特定情况下，例如使用贝伐珠单抗进行治疗时，患者在停止新辅助化疗后，至少需要等待 6 周的时间才能进行手术。在手术前，必须对患者的健康状况和化疗反应进行详尽的影像学评估，以确定是否具备手术的条件。

199. 哪些人群不适宜接受肺鳞癌术后辅助治疗?

对以下患者，不推荐进行术后辅助治疗：①体力状态不佳的患者，如美国东部肿瘤协作组体能状态评分（ECOG 评分）＞ 2 或 Karnofsky 功能状态评分标准（KPS）＜ 60；②有严重肝肾功能异常；③存在严重合并症或并发症；④活动性感染；⑤严重出血倾向；⑥造血功能异常。特别是 IA 期患者，接受辅助化疗并未显示出明显益处，因此 IA 期非小细胞肺癌（NSCLC）患者术后不建议进行辅助化疗。

200. 肺鳞癌能采用热消融治疗吗?

针对肿瘤的具体位置、大小及患者的整体健康状况和治疗偏好，某些肺鳞癌病例确实适合进行热消融治疗。通常情况下，消融术适用于直径不超过 5cm 的肿瘤，肿瘤越小，治疗效果通常越好。消融术本质上是利用高温迅速杀死肿瘤细胞。通过消融针深入肿瘤内部，施以瞬间高温，迅速导致肿瘤细胞死亡。这种方法治疗效果显著，且副作用较小，目前在临床治疗中得到了广泛的应用。

201. 肺鳞癌什么情况下需要化疗?

化疗是晚期肺鳞癌治疗的首选方案。对于那些已经出现多处淋巴结转移甚至远处器官转移的肺鳞癌患者，直接手术通常无法取得理想效果，因此这类患者应当优先考虑化疗。

202. 肺鳞癌常用的化疗药物有哪些?

在治疗肺鳞癌的过程中，医生通常会采用一系列的化疗药物，这些药物包括但不限于铂类化合物、吉西他滨及紫杉醇等。铂类化合物，如顺铂和卡铂，因其能够干扰癌细胞 DNA 的复制和修复而被广泛使用。吉西他滨是一种核苷类似物，能够抑制细胞分裂，而紫杉醇则通过稳定微管来阻止癌细胞的增殖。

203. 肺鳞癌化疗时为什么需要预处理?

化疗药物在攻击癌细胞的同时，也可能对正常细胞造成损害，因此患者在化疗期间还需要辅助应用托烷司琼、奥美拉唑等药物以抑制胃酸分泌，保护胃黏膜，从而降低化疗带来的不良反应，如恶心、呕吐和胃部不适。通过这种综合治疗方案，医生希望能够更有效地控制病情，同时减轻患者的不适，提高生活质量。

204. 肺鳞癌患者什么情况下需要进行基因检测?

通常情况下，肺鳞癌患者无须进行基因检测，因为这类患者发生基因突变的概率相对较低。临床研究显示，肺鳞癌患者中表皮生长因子受体（EGFR）基因突变的发生率不足 5%，因此在常规临床实践中，对肺鳞癌患者进行基因检测并不是必需的。然而，在某些特定情况下，如当通过气管镜或经皮肺穿刺获得的组织样本较小，或者患者被诊断为腺鳞癌时，进行基因检测可能是有益的。

205. 肺鳞癌患者细胞程序性死亡 – 配体 1 阴性适合接受免疫治疗吗?

对于细胞程序性死亡 – 配体 1（PD–L1）阴性的患者，通常情况下免疫治疗是可行的，但不建议单独使用免疫治疗。当患者的检测结果显示PD-L1阴性，即PD-L1蛋白不表达时，他们仍然可以接受免疫治疗。然而，单独进行免疫治疗可能效果有限。建议将免疫治疗与其他传统治疗方法如化疗或放射治疗相结合，以提升治疗效果。

206. 细胞程序性死亡－配体1表达水平可用来指导肺鳞癌的免疫治疗吗?

相较于肺腺癌，肺鳞癌表现出更高的体细胞突变率和更强的免疫原性，这在理论上表明它更适合进行免疫治疗。依据“Ⅳ期原发性肺癌中国诊疗指南（2024版）”的建议，当PD-L1（22C3抗体）表达水平≥50%时，推荐将帕博利珠单抗作为一线治疗方案；若PD-L1 TPS（22C3抗体）表达水平≥1%但低于50%，则可将帕博利珠单抗作为一线治疗的备选方案。此外，若PD-L1肿瘤细胞（TC）表达水平≥50%或PD-L1免疫细胞（IC）表达水平≥10%，则推荐使用阿替利珠单抗作为一线治疗。

207. 肺鳞癌能通过疫苗治疗吗?

肺癌疫苗CIMAvax-EGF是由古巴分子免疫学中心历经25年研发的，它是全球首个注册用于治疗晚期非小细胞肺癌的治疗性疫苗。这款疫苗在2011年完成了临床试验，并正式在古巴上市。临床数据显示，疫苗的使用能够显著延长患者的寿命，寿命延长幅度从6个月到5年不等。

208. 肺鳞癌患者可以接受抗体药物偶联物药物治疗吗?

目前，针对肺癌的抗体药物偶联物（ADC）药物研究已经取得了显著进展。在2023年欧洲肿瘤内科学会（ESMO）大会上，多项关于肺癌ADC药物的临床研究得到了展示。ADC药物能够识别并追踪癌细胞表面的特定标记，将高效的抗癌药物直接输送到肿瘤部位，从而实现对肿瘤的有效杀伤。这类药物通常具备“超越耐药性”“精确靶向”和“高效杀灭肿瘤”等优势。Dato-DXd药物在治疗既往接受过治疗的局部晚期/晚期非小细胞肺癌患者方面显示出积极效果，其平均无进展生存期相较于传统化疗药物多西他赛有所延长，具体为4.4个月对比3.7个月。然而，研究也表明，在治疗肺鳞癌患者方面，Dato-DXd的疗效并不理想，未能超越多西他赛化疗。

209. 肺鳞癌的预后如何?

肺鳞癌是一种起源于肺部鳞状上皮细胞的恶性肿瘤。与小细胞肺癌和肺腺癌相比，肺鳞癌的侵袭性较弱，通常生长速度较慢，转移发生较晚，因此手术切除的可能性更大，预后相对更为乐观。然而，肺鳞癌的预后受多种因素影响，包括肿瘤的大小、扩散范围、淋巴结和远处器官的转移情况及治疗方案等。早期肺鳞癌（例如Ⅰ期）患者在手术后的预后通常较好；相反，随着病情分期的增加，患者的预后也会相应变差。

210. 肺鳞癌术后会复发吗?

肺鳞癌手术后有可能出现复发的情况。尽管手术是治疗肺鳞癌的关键方法之一，但遗憾的是，部分患者在手术后可能会经历复发或转移。这种现象主要受到以下因素的影响：①一些肺鳞癌患者存在癌基因突变的问题，即便肿瘤被手术切除，其他部位仍可能出现新的肿瘤；②手术仅能移除肉眼可见的肿瘤组织，对于那些潜在的癌细胞可能无法彻底清除，从而导致术后复发；③不良的生活习惯，如吸烟、饮酒和熬夜，会削弱患者的免疫系统，进一步增加肺鳞癌复发的风险。

四、肺神经内分泌肿瘤

211. 什么是神经内分泌肿瘤?

神经内分泌肿瘤是一类起源于肽能神经元和神经内分泌细胞，能够产生生物活性胺和（或）多肽激素的异质性肿瘤。它们可能发生在全身多种器官和组织中，既有表现为惰性、缓慢生长的良性肿瘤，也有低度恶性的肿瘤，以及高转移性、显著恶性的肿瘤，是众多肿瘤类型的总称。

212. 肺神经内分泌肿瘤包括哪些类型?

根据 2004 年世界卫生组织（WHO）的分类标准，肺神经内分泌肿瘤可以细分为 4 种主要类型。这些类型分别是：①典型类癌，通常生长缓慢，预后较好；②不典型类癌，其生长速度和侵袭性介于典型类癌和大细胞癌之间；③大细胞癌，这是一种高度侵袭性的肿瘤，生长迅速；④小细胞癌，是最常见的一种肺部神经内分泌肿瘤，具有非常高的侵袭性，生长速度快。

213. 肺神经内分泌肿瘤的发病率如何?

肺神经内分泌肿瘤的发病率在全球范围内存在一定的差异，且不同类型的肺神经内分泌肿瘤发病率不尽相同。总体而言，肺神经内分泌肿瘤在肺部肿瘤中的占比虽然不是最高，但其恶性程度和侵袭性往往较高，因此对患者的生活质量和生存期产生显著影响。具体发病率数据可能因地区、人种、环境因素等多种因素而有所不同。根据最新的统计数据和研究，这类肿瘤在所有肺部恶性肿瘤中所占的比例为 20% ～ 25%。因此，肺神经内分泌肿瘤被归类为一种特殊类型的肺癌，它在肺癌的分类中占有重要的地位。

214. 肺神经内分泌肿瘤的病因是什么?

肺神经内分泌肿瘤的确切病因尚未完全明了，但现有研究表明，遗传、环境和生活方式因素可能共同参与了其发病过程。一些患者可能有家族史，这表明特定的基因突变可能提高了他们患病的风险。众所周知，吸烟是主要的危险因素之一，吸烟者患肺神经内分泌肿瘤的风险明显高于非吸烟者。长期接触有害化学物质或污染的空气，包括某些工业化学品和辐射，也被认为是潜在的致病因素。此外，不健康的饮食习惯、缺乏运动及过度饮酒等生活方式因素也可能对发病风险产生影响。

215. 肺神经内分泌肿瘤的典型症状是什么?

肺神经内分泌肿瘤的症状表现多样，并且可能因肿瘤的类型、位置及生长速度而有所不同。常见的症状包括咳嗽、咳痰、呼吸困难和胸痛，这些症状通常与肿瘤压迫或侵犯呼吸道有关。一些患者可能会经历持续的咳嗽，尤其是当肿瘤刺激气道时。随着肿瘤的增大，它可能会阻塞气道，导致呼吸困难和喘息。胸痛也是常见的症状，可能由于肿瘤压迫胸壁或侵犯胸膜引起。此外，患者还可能经历体重下降、疲劳和食欲缺乏等全身症状，这些症状通常与肿瘤对身体的消耗有关。在某些情况下，肺神经内分泌肿瘤可能产生激素或生物活性物质，导致特定的综合征，如库欣综合征或类癌综合征。

216. 小细胞肺癌是肺神经内分泌肿瘤吗?

小细胞肺癌（SCLC）属于神经内分泌肿瘤，是一种由小细胞组成的恶性上皮肿瘤，起源于肺部的神经内分泌细胞，具有生长迅速、早期转移和对化疗敏感等特点。小细胞肺癌的肿瘤细胞具有特定的形态特征，如核切迹明显、坏死典型呈广泛性及核分裂计数高等。小细胞肺癌属于低分化的神经内分泌肿瘤，在肺癌中占支气管源性肺癌的 15% ～ 20%，且恶性程度较高。

217. 肺神经内分泌肿瘤常用的肿瘤标志物有哪些？

肺癌的肿瘤标志物主要包括以下几种：首先是癌胚抗原，其次是神经元特异性烯醇化酶、细胞角蛋白片段 19、胃泌素释放肽前体、鳞状上皮细胞癌抗原等。神经元特异性烯醇化酶和胃泌素释放肽前体对于诊断小细胞肺癌具有较高的特异性；癌胚抗原升高有助于诊断肺腺癌；细胞角蛋白片段 19 和鳞状上皮细胞癌抗原在肺鳞癌中的特异性较高。

218. 肺神经内分泌肿瘤常用的免疫组化指标有哪些？

根据 2022 版中国临床肿瘤学会（CSCO）小细胞肺癌诊疗指南，在组织标本诊断原则中明确指出，肺神经内分泌肿瘤的标志物包括神经细胞黏附分子（CD56）、突触素（Syn）、嗜铬粒蛋白 A（CgA）。在具有神经内分泌肿瘤形态学特征的基础上，至少有一种神经内分泌免疫组化标志物需明确阳性，且神经内分泌标记阳性的细胞数应超过肿瘤细胞总量的 10%，方可诊断为神经内分泌肿瘤。

219. 肺神经内分泌肿瘤的实验室检查有哪些？

首先，肿瘤标志物检查包括对癌胚抗原（CEA）、神经特异性烯醇酶（NSE）、细胞角蛋白 19 片段（cyfra21-1）及胃泌素释放肽前体（ProGRP）的测定。这些标志物的水平变化可以帮助医生评估肿瘤的存在、性质及可能的预后情况。其次，为全面了解患者的健康状况，还需要进行一系列常规检查，如血常规、肝功能测试、肾功能评估、电解质平衡检查及凝血功能测试。这些检查结果能够提供关于患者整体健康状况的更多信息，有助于医生制订更为精确的治疗计划。

220. 肺神经内分泌肿瘤的影像学检查有哪些？

计算机断层扫描（CT）是发现肺神经内分泌肿瘤的一种关键的检查

手段，它提供了更高的图像分辨率，能够识别出微小的病变，以及普通X线检查难以察觉的异常。低剂量计算机断层扫描（LCT）对于早期肺癌的发现特别有效，是检测肺结节的敏感工具。增强计算机断层扫描有助于检出肺门和纵隔淋巴结的肿大情况，对临床分期、治疗方案的制订及预后的评估都具有重要意义。磁共振成像（MRI）能够清晰地显示肿瘤与周围大血管的关系，并且能够发现脑实质或脑膜的转移情况。正电子发射断层显像－计算机断层扫描（PET-CT）是一种全身性的检查方法，能够早期发现病灶并进行疾病诊断，具有早期发现、安全性高、准确性好、速度快及性价比高等优点。

221. 肺神经内分泌肿瘤如何确诊？

首先，组织病理学检查是一个重要的步骤，它包括对痰液中的脱落细胞进行显微镜下的观察和分析。其次，胸腔积液细胞学检查也是一种常用手段，通过分析胸腔积液中的细胞成分来辅助诊断。针吸活检技术也被广泛应用于肿瘤的诊断，它通过抽取肿瘤组织样本进行分析。除了这些方法，通过呼吸内镜技术，如支气管镜、胸腔镜、纵隔镜等，医生可以直接观察到肺部和相关区域的情况，并在这些设备的辅助下进行活组织取样。这些检查手段综合应用获得的病理结果，为肺神经内分泌肿瘤的诊断提供了准确的依据，被认为是诊断的金标准。

222. 肺神经内分泌肿瘤可以手术治疗吗？

在处理肺神经内分泌肿瘤时，对于典型类癌及不典型类癌这两种类型，手术切除通常是首选的治疗方法。这是因为手术能够直接移除肿瘤组织，从而有效控制病情。对于另外两种类型，即大细胞癌和小细胞癌，由于它们的生物学行为和扩散特性，化疗和放疗则是主要的治疗手段。这些治疗方法能够帮助控制肿瘤的生长和扩散，提高患者的生存质量。

223. 肺神经内分泌肿瘤常用化疗药物有哪些？

针对肺神经内分泌肿瘤（NET），化疗方案的选择会基于肿瘤的类型、分级及患者的具体状况。以下是一些常用的化疗方案：卡铂与依托泊苷的联合疗法；顺铂与依托泊苷的组合；对于二线治疗，还可以考虑使用拓扑替康、伊立替康、紫杉醇、多西他赛、吉西他滨、长春瑞滨、替莫唑胺、卢比替丁等药物。

224. 什么是局限期小细胞肺癌?

小细胞肺癌属于一种高度侵袭性的肺癌类型，通常根据其扩散范围分为两个阶段：局限期和广泛期。局限期小细胞肺癌是指肿瘤仅限于一个肺叶内，具有特定的特征，并且可以通过单一放射野进行治疗。局限期小细胞肺癌主要局限于一个肺叶，并且没有发生远处转移，淋巴结转移可能仅限于同侧纵隔或肺门淋巴结。

225. 什么是广泛期小细胞肺癌?

小细胞肺癌主要分为局限期和广泛期。广泛期通常指的是癌症已经扩散至一侧胸腔之外，患者可能出现心包积液，并且可能发生远处转移。在广泛期，治疗效果往往不尽如人意，治疗策略主要依赖于放疗和化疗。

226. 小细胞肺癌需要进行基因检测吗?

通常情况下，小细胞肺癌患者无须进行基因检测。癌症基因检测的主要目的是寻找适合靶向治疗的特定基因突变，但小细胞肺癌治疗主要依赖于化疗和放疗，并且目前尚未发现具有显著驱动作用的基因突变，因此通常不需要了解靶向治疗的具体靶点，基因检测在此情况下并非必需。

227. 小细胞肺癌可以接受免疫治疗吗?

小细胞肺癌可以采用免疫治疗。在治疗小细胞肺癌的过程中，免疫治疗已经展现出了显著的疗效，尤其是在晚期病例中。诸如程序性细胞死亡蛋白 -1（PD-1）抑制剂、细胞程序性死亡 - 配体 1（PD-L1）抑制剂、细胞毒 T 淋巴细胞相关抗原 4（CTLA4）等免疫检查点抑制剂已被批准用于治疗小细胞肺癌。临床研究显示，15% ～ 20% 的小细胞肺癌患者对免疫检查点抑制剂有良好的反应。这些患者通常能够实现长期的疾病控制和生存期的延长。在 IMpower133 Ⅲ 期试验中，与安慰剂 + 依托泊苷 / 铂类相比，阿替利珠单抗 + 依托泊苷 / 铂类作为一线治疗广泛期小细胞肺癌患者显著提高了生存率，并已在超过 100 个国家获得批准。

228. 小细胞肺癌可以通过疫苗治疗吗?

肺癌疫苗是由古巴研发的。目前，古巴、秘鲁和委内瑞拉等国家已经批准使用该疫苗，用于治疗一线化疗后病情进展的 ⅢB 和Ⅳ期非小细胞肺癌患者。大多数小细胞肺癌（SCLC）细胞表达 GD2 和 GD3，这促使了对 SCLC 患者中抗独特型单克隆抗体 BEC2 的评估。在小细胞肺癌治疗中，另一个靶点抗原是 p53。尽管如此，目前仍需进一步的临床试验来验证抗原特异性疫苗作为小细胞肺癌患者潜在治疗方法的效果和范围。

229. 局限期小细胞肺癌什么情况下采取手术治疗?

局限期小细胞肺癌在特定情况下可以考虑手术治疗。通常，当患者对化疗和放疗反应良好，肿瘤体积显著缩小，且没有远处转移时，手术可能成为一种治疗选择。此外，患者的整体健康状况和手术耐受性也是决定是否进行手术的重要因素。然而，由于小细胞肺癌具有高度侵袭性和早期转移的倾向，手术治疗通常不是首选方法，仅限于 T1N0M0 或 T2N0M0 阶段的患者，手术治疗更多地作为综合治疗的一部分来考虑。

230. 局限期小细胞肺癌什么情况下采取放疗?

在局限期小细胞肺癌的治疗过程中，接受手术治疗的患者数量非常有限，不到 5%。因此，局限期小细胞肺癌在多数情况下需要进行放射治疗，尤其是在患者不适宜手术或手术后辅助治疗时。放射治疗可以通过高能射线破坏癌细胞的 DNA，从而阻止其生长和分裂。对于局限期小细胞肺癌，放射治疗常与化疗结合使用，形成放化疗联合治疗方案，以提高治疗效果。此外，当肿瘤压迫周围器官，如支气管、食管或心脏大血管等，引起相应症状时，放射治疗也可以作为姑息治疗手段，以缓解症状，提高患者生活质量。在制订放射治疗计划时，医生会综合考虑肿瘤的大小、位置及患者的整体健康状况，以确保治疗的安全性和有效性。

231. 小细胞肺癌的预后如何?

小细胞肺癌占肺癌的 13% ～ 17%，是全球男性癌症死亡的主要原因之一，同时也是女性癌症死亡的第二大原因。小细胞肺癌的高度恶性，早期就容易发生远处转移，因此确诊时往往已到晚期，预后较差。

其 5 年存活率低于 5%，而未经积极治疗的患者平均总生存期仅为 2 ～ 4 个月。

232. 局限期小细胞肺癌放化疗后还会复发吗?

对于广泛期小细胞肺癌，传统上采用依托泊苷 / 铂类化疗方案进行治疗。尽管在初次治疗阶段，小细胞肺癌对传统的放化疗显示出较高的敏感性，但遗憾的是，大多数小细胞肺癌患者在初次治疗后容易出现复发和耐药现象。

233. 局限期小细胞肺癌患者需要进行脑部放疗吗?

众多研究已经表明，对于那些在放化疗后达到完全缓解或部分缓解的局限期小细胞肺癌患者，进行脑部预防性放疗能够降低脑转移的发生率，并有助于提升长期生存率。对于接受手术治疗的局限期小细胞肺癌患者，若术后分期为Ⅱ期或以上，则推荐进行脑部预防性放疗。对于术后分期为Ⅰ期的患者，脑部预防性放疗的效果仍存在争议。

五、原发于肺的肺肉瘤样癌

234. 什么是肺肉瘤样癌?

肺肉瘤样癌是一类非小细胞肺癌，其特征为分化程度低，并伴有肉瘤样分化或包含肉瘤成分，如恶性骨、软骨或骨骼肌。这种癌症的发病率较低，但其侵袭性高，预后不良，且手术后容易复发。根据 2015 年世界卫生组织（WHO）对肺肿瘤的分类，肺肉瘤样癌被细分为多形性癌、梭形细胞癌、巨细胞癌、癌肉瘤和肺母细胞瘤这五个亚型，其组织学特征表现出高度的异质性。

235. 肺肉瘤样癌的发病率如何?

肺肉瘤样癌在临床上较为罕见，其发病率占肺癌总数的 0.1% ～ 0.4%，在非小细胞肺癌（NSCLC）中的比例约为 1%。此病多发于有吸烟史的老年男性群体，平均发病年龄为 70 岁，年龄范围在 29 ～ 83 岁。确诊时，大多数病例已局部进展至晚期或已发生远处转移；与普通非小细胞肺癌相比，肺肉瘤样癌的侵袭性更强，预后也更为不良。

236. 肺肉瘤样癌的病因是什么？

目前，科学家们尚未完全揭示肺肉瘤样癌的确切发病原因，但研究表明，它可能与多种因素有关，包括吸烟和基因突变。大多数被诊断出这种疾病的患者都有吸烟的历史，这表明主动且大量地接触香烟烟雾可能是导致肺肉瘤样癌的主要致病因素。除了吸烟之外，接触石棉、氡气及其他一些化学物质也被认为是潜在的风险因素，这些物质可能在肺部组织中引起有害反应，从而增加发展成肺肉瘤样癌的风险。

237. 肺肉瘤样癌的典型症状是什么？

肺肉瘤样癌典型的症状包括咳嗽、咯血、气短和呼吸困难。当癌症侵犯胸膜时，患者可能会经历胸痛。在疾病的晚期，癌细胞可能转移到骨骼、大脑、肝脏、肾上腺、皮肤，甚至牙龈和舌，导致与转移部位相关的特定症状。例如，骨转移可能会引起骨痛，而中枢神经系统的转移则可能引发相应的神经系统症状。

238. 肺肉瘤样癌如何诊断？

诊断肺肉瘤样癌通常需要进行组织学检查，例如通过活检或手术切除标本的病理分析。根据细胞学特征，肺肉瘤样癌可能包含不同比例的腺癌、鳞状细胞癌或间变性肿瘤细胞。组织病理学及免疫组化是诊断肺肉瘤样癌的金标准。鉴于肿瘤的异质性，小标本可能仅显示其中一种成分，因此目前推荐使用手术切除标本进行诊断。

239. 肺肉瘤样癌的鉴别诊断有哪些？

肺肉瘤样癌可以表现为中央型或外周型肿块，需要与肺结核、肺炎、结节病、肉芽肿性疾病、肺部良性肿瘤、其他类型肺癌等多种疾病进行鉴别。在进行鉴别诊断时，医生通常会考虑患者的临床症状、影像学检查结果及病理学特征等因素，以确保准确诊断，避免误诊或漏诊。

240. 肺肉瘤样癌什么情况下选择手术治疗？

鉴于肺肉瘤样癌的相对罕见性，目前对于其最佳治疗方法尚未形成统一意见。通常情况下，手术切除被视为首选治疗方案。对于早期肺肉瘤样癌（PSC），根治性手术是一种有效的治疗手段。多项研究已经证明，彻底且充分的切除术是影响 PSC 患者预后和生存的独立保护因素。手术方法与其他类型的肺癌手术类似，涵盖了肺叶切除、肺段切除及全肺切除等多种手术方式。

241. 肺肉瘤样癌适合化疗吗?

研究表明，新辅助化疗或辅助化疗能够为可切除的非小细胞肺癌（NSCLC）患者带来显著的生存益处。然而，对于肺肉瘤样癌（PSC）患者而言，围手术期化疗是否同样能带来生存益处，目前在临床实践中仍存在争议。PSC 对化疗表现出一定的耐药性，尽管如此，一些研究也指出，晚期 PSC 患者在一定程度上可能从化疗中受益。

242. 肺肉瘤样癌的常用化疗药物有哪些?

以铂类为基础的化疗是晚期驱动基因阴性非小细胞肺癌（NSCLC）的标准一线治疗方案之一。然而，由于肺肉瘤样癌（PSC）对化疗的不敏感性，其一线化疗方案尚未达成统一标准。尽管 PSC 对化疗具有耐药性，一线化疗对于晚期 PSC 患者仍有可能带来益处。化疗方案主要包括铂类药物、吉西他滨和紫杉醇。

243. 肺肉瘤样癌需要进行基因检测吗?

随着肿瘤的下一代测序（NGS）技术在临床应用中变得日益普及，肺肉瘤样癌中检测到的基因异常数量正在不断增加。研究分析揭示，肿瘤蛋白 53 基因（Tumor Protein 53，*TP53*）、视网膜母细胞瘤基因（*RB1*）、表皮生长因子受体（EGFR）、Kirsten 大鼠肉瘤病毒癌基因同源物（Kirsten rat sarcoma viral oncogene homolog，*KRAS*）和 MET 原癌基因（MET proto-oncogene，*MET*）是最频繁出现的突变基因。进一步的研究表明，*TP53* 突变是最常见的，而 *KRAS* 突变是最主要的驱动突变，其次是 *EGFR*、*MET* 和 *ALK*。*MET*、*EGFR* 和 *ALK* 作为关键的驱动突变基因，它们的存在为靶向治疗提供了依据。

244. 肺肉瘤样癌适合免疫治疗吗?

非小细胞肺癌的治疗已经进入了以免疫检查点抑制剂为代表的新型免疫治疗时代。在晚期非小细胞肺癌患者中，多种免疫治疗模式已经显示出良好的生存益处，并改善了患者的临床预后。与传统非小细胞肺癌相比，肺肉瘤样癌表现出程序性细胞死亡蛋白 -1（PD-1）高表达、高 TMB（肿瘤突变负荷）和高度的免疫细胞浸润，这些特点为肺肉瘤样癌的免疫治疗提供了坚实的理论基础。

245. 肺肉瘤样癌什么情况下采取放疗？

对于那些无法进行手术的Ⅰ～Ⅲ期肺肉瘤样癌（PSC）患者，相较于不接受任何治疗，放射治疗能够提升患者的总体生存率（OS）。对于已经接受手术的患者，研究显示，术前放疗相较于术后放疗可能带来更大的生存优势。然而，放射治疗在手术前后的具体疗效仍需进一步深入研究。

246. 肺肉瘤样癌的预后如何？

晚期肺肉瘤样癌患者的总体生存状况相较于非小细胞肺癌患者来说更为严峻。肺肉瘤样癌的 T 分期、是否存在淋巴结转移及是否有远处转移，这些因素不仅影响患者的总体生存期，还会对他们的 1 年、3 年和 5 年生存率产生显著影响。

247. 肺肉瘤样癌手术后会复发吗？

肺肉瘤样癌在手术治疗后复发的风险相当高，而关于是否通过术后辅助治疗来提高生存率，目前医学界还没有达成一致意见。术后复发的可能性与癌症的临床分期、肿瘤侵袭的组织类型、肿瘤的大小及肿瘤细胞的分化程度等因素密切相关。

六、原发性肺淋巴瘤

248. 什么是原发性肺淋巴瘤？

原发性肺淋巴瘤（PPL）是一种罕见的恶性肿瘤，占肺部恶性肿瘤的 0.5% ～ 1%。该疾病起源于支气管黏膜相关淋巴组织或肺内淋巴组织，属于罕见的结外淋巴瘤。在病理类型中，以支气管黏膜相关淋巴组织淋巴瘤（MALT）最为常见，其次是弥漫性大 B 细胞淋巴瘤及其他不常见的类型。

249. 原发性肺淋巴瘤的发病率如何?

根据病灶的原发情况，肺淋巴瘤可以分为原发性肺淋巴瘤和继发性肺淋巴瘤。原发性肺淋巴瘤（PLL）在所有原发性肺部肿瘤中的比例不到 0.5%，在所有淋巴瘤中的比例也低于 1%，而在肺外淋巴瘤中，它占 3% ～ 4%。PLL 通常发生在中位年龄为 60 岁的成人中，而在儿童中较为罕见。在 PLL 中，最常见的肿瘤类型是起源于黏膜相关淋巴组织（MALT）的低度恶性小 B 细胞淋巴瘤，其比例高达 70.0% ～ 85.0%，占肺肿瘤的 0.5%。

250. 原发性肺淋巴瘤的病因是什么?

肺原发性淋巴瘤的病因可能与多种因素相关，包括人类疱疹病毒 4 型（EB 病毒）感染、吸烟、长期慢性肺部感染、遗传易感性及环境污染暴露等。EB 病毒侵入人体后，可能导致 B 细胞异常增殖和转化，最终形成恶性肿瘤。这种恶性转化有可能导致肺部出现肿瘤样病变。烟草中的有害成分，如尼古丁和焦油，能够损伤肺组织并促进癌变过程，从而增加患肺癌的风险。长期的慢性肺部感染会使肺组织反复遭受炎症刺激，这可能增加恶变的风险，并可能诱发肺原发性淋巴瘤。遗传易感性指的是个体携带某些基因突变，这些突变可能使个体更容易患上包括肺原发性淋巴瘤在内的某些疾病。长期暴露于污染严重的环境中，吸入大量有毒颗粒物和气体，也可能对肺部造成持续伤害，进而增加罹患肺原发性淋巴瘤的风险。

251. 原发性肺淋巴瘤的典型症状有哪些?

原发性肺淋巴瘤（PLL）的症状通常并不具有特异性，这意味着它们可能与其他多种呼吸系统疾病相似，因此在诊断时可能会造成一定的困难。患者可能会经历一系列的呼吸道症状，包括但不限于呼吸困难、持续性咳嗽、咳出痰液，以及痰中带血。此外，患者还可能感受到胸痛，这种疼痛可能在深呼吸或咳嗽时加剧。除了这些局部症状外，PLL 还可能引起一系列全身性的非典型症状，如气促、持续的乏力感、不明原因的发热、胸闷感及体重的不明下降。这些症状可能在不同患者之间表现出不同的组合和严重程度，因此在诊断 PLL 时，医生需要综合考虑这些症状，并通过进一步的检查来确认。

252. 原发性肺淋巴瘤的影像学特征有哪些?

原发性肺淋巴瘤（PLL）通常表现为实变影、肿块影和结节影。在少数情况下，患者可能出现磨玻璃样密度影。实变影的患者中，部分人存在支气管扩张现象，这主要是由于淋巴瘤组织的浸润导致支气管附近实质损伤及肺泡塌陷。边界模糊的结节影也是这类患者的一个相对典型的计算机断层扫描（CT）表现，其出现主要是因为邻近组织被肿瘤病灶浸润，导致气腔不完全充盈或间质轻度增厚。

253. 原发性肺淋巴瘤如何诊断?

原发性肺淋巴瘤（PLL）的临床症状和影像学特征与原发性肺癌极为相似，因此组织病理学检查成为确诊该病的黄金标准。诊断过程中，可以通过经皮肺穿刺活检、手术获取的肺组织样本，或通过支气管镜检查取得的肺组织样本进行进一步的病理组织学分析。

254. 原发性肺淋巴瘤的鉴别诊断有哪些?

原发性肺淋巴瘤（PPL）需与其他疾病进行鉴别，包括黏液腺癌、大叶性肺炎、其他类型的肺癌、肺结核及肺转移瘤等。PPL 的影像学表现具有多样性，其中以肺炎实变性最为常见。影像特征呈现为空气支气管征、不规则空腔、血管造影征、清晰边界的晕征、长短不一的粗毛刺、支气管血管束增粗及跨叶征时，应考虑 PPL 的可能性。

255. 原发性肺淋巴瘤什么情况下采取手术治疗?

原发性肺淋巴瘤（PPL）的治疗策略与病理类型和分期紧密相关。对于低度恶性的肺黏膜相关淋巴组织（MALT）淋巴瘤，如果病灶局限于一处且患者无明显症状，可以考虑暂时观察随访。然而，当病变局限时，治疗通常以外科手术切除为主。鉴于淋巴瘤术后存在复发的风险，建议在手术过程中彻底清扫肺门和纵隔淋巴结。术后应进行全身联合化疗，其预后通常优于肺癌。对于霍奇金淋巴瘤（HL），推荐的化疗方案为 ABVD（多柔比星、博来霉素、长春碱、氮烯咪胺）；对于非霍奇金淋巴瘤（NHL），推荐的化疗方案为 CHOP（环磷酰胺、多柔比星、长春新碱、泼尼松）。

256. 原发性肺淋巴瘤的常用化疗方案有哪些?

原发性肺淋巴瘤的常见化疗方案包括 CHOP(环磷酰胺、多柔比星、长春新碱、泼尼松)方案、DDGP(地塞米松、顺铂、吉西他滨、培门冬酶)方案，以及 SMILE(甲氨蝶呤、异环磷酰胺、左旋门冬酰胺酶、美司钠、依托泊苷)方案。

257. 原发性肺淋巴瘤什么情况下采取放疗?

对于原发性肺淋巴瘤的治疗，主要采用化疗手段，放疗则作为辅助疗法。在化疗后，若局部病灶依旧存在，可进一步采用放射治疗作为补充。实际上，原发性肺淋巴瘤患者接受放射治疗的效果通常也是相当不错的。

258. 原发性肺淋巴瘤适合接受免疫治疗吗?

免疫治疗对于淋巴瘤具有一定的疗效。目前，存在两种主要的免疫治疗方法。首先是嵌合抗原受体 T 细胞免疫疗法(CAR–T 细胞治疗)，对化疗无效或难以治疗的淋巴瘤具有较好的疗效。其次是程序性细胞死亡受体(PD–1)抗体治疗，主要适用于晚期患者及那些治疗未成功的病例。

259. 原发性肺淋巴瘤的预后如何?

根据病灶的原发情况，肺淋巴瘤可以分为原发性肺淋巴瘤和继发性肺淋巴瘤。原发性肺淋巴瘤(PLL)仅占所有淋巴瘤类型的 1%，病例数量相对较少。PLL 的病理类型和位置不同，患者的临床表现和预后也存在显著差异。一些患者可能会有良好的预后，然而，也有少数患者病情会迅速进展，预后相对较差。

七、肺癌的自我管理

260. 如何预防肺癌?

预防肺癌的关键在于避免接触可能引发肺癌的风险因素，例如吸烟和吸入污染的空气。在工作环境中，应采取适当防护措施，以减少职业性危害。戒烟和避免吸烟是预防肺癌极为有效的策略之一。此外，维持健康的生活习惯，确保充足的休息和定期锻炼以增强体质，也是至关重要的。饮食方面，应减少摄入不健康食品，增加水果和蔬菜的摄入量，以保持营养均衡。综合运用多种方法和措施，并遵循科学的预防原则，是有效预防肺癌的途径。

261. 肺癌患者在日常生活中应注意哪些事项?

肺癌患者应尽量避免吸烟和饮酒，保证充足的休息时间，并对饮食习惯进行适当调整。建议选择清淡且富含营养的食物，避免辛辣和刺激性食物，同时减少油炸食品的摄入。在户外活动时，应避免接触刺激性有害气体，以利于病情的恢复。

262. 经常感冒会诱发肺癌吗?

通常情况下，频繁感冒并不会直接导致肺癌。感冒是一种普遍的上呼吸道感染，通常由病毒或细菌引起，表现为咳嗽等症状，一般通过服用感冒药物或自身免疫系统的作用可以得到缓解，不会演变为肺癌。然而，肺癌是一种严重的恶性肿瘤。值得注意的是，某些长期存在的肺部疾病，如慢性阻塞性肺疾病（COPD）、慢性肺炎、肺结核等，可能会增加患肺癌的风险。

263. 肺癌的预后如何?

肺癌患者的生存期和预后受多种因素影响，包括肺癌的类型、分期、治疗方式及患者的身体状况等。若早期发现肺癌并及时采取有效的治疗措施，其预后通常较为乐观，5 年生存率相对较高。然而，对于中晚期肺癌患者而言，治疗的难度增加，预后相对较差，5 年生存率也较低。此外，患者的身体状况可能对肺癌的治疗效果和预后产生显著影响。

264. 肺癌患者可以运动吗?

肺癌患者通常可以进行适量运动，但运动的种类和强度应根据肺癌的分期及手术后的身体恢复状况来决定。对于早期肺癌患者，大多数会接受微创手术治疗。手术后，患者应遵循医嘱，尽早下床活动，适量走动，以促进术后恢复，但应避免剧烈运动。出院后的 1 ～ 3 个月，患者可以在医生的指导下适当增加运动量，但仍然不推荐剧烈运动。当身体完全恢复后，可以恢复正常的运动活动。对于晚期肺癌患者，无论是否接受过手术，都不建议进行剧烈运动。应在医生的指导下，根据个人身体状况，适当进行运动。

265. 肺癌呼吸困难患者如何进行有效咳嗽?

对于肺癌导致的呼吸困难患者，进行有效咳嗽是改善呼吸状况的一种方法。首先，患者可以选择一个舒适的体位，如半卧位或坐位，这有助于放松胸部肌肉，使得咳嗽更为顺畅。其次，患者可以尝试深吸气，然后用力咳嗽，将痰液从肺部咳出。若痰液黏稠不易咳出，可以事先喝一些温开水或使用医生推荐的祛痰药物，以稀释痰液。在咳嗽过程中，家属或护理人员可以轻拍患者的背部，从下往上，从外向内，帮助痰液松动并咳出。此外，保持室内空气湿润，也有助于缓解咳嗽症状。若咳嗽症状持续或加重，应及时就医，寻求专业医生的帮助。

266. 肺癌患者如何改善呼吸困难症状?

可以适当氧疗，通过额外的氧气辅助呼吸；深呼吸和咳嗽练习，有助于清除肺部积液和痰液，预防肺部感染；根据个人情况开展呼吸功能训练，如缩唇呼吸、腹式呼吸、呼吸操、吸气阻力训练等，以改善肺功能；进行心理调整，避免焦虑、过度警觉等精神因素引发呼吸困难；可根据个人喜好选择合适的活动项目，以分散注意力，如棋牌、电影、音乐、阅读、写作、社交等。

267. 肺癌患者发热时怎么办?

发热可能是病情进展或治疗反应的一种表现。应保持休息环境安静、舒适，室温适宜，避免过热或过冷刺激。同时，要确保室内空气流通，减少细菌和病毒的滋生。在饮食上，应选择清淡、易消化的食物，避免油腻、辛辣等刺激性食物，以免加重胃肠负担。此外，密切监测体温变化，根据体温情况采取相应的降温措施，如物理降温或药物降温。对于高热患者，应及时就医。

268. 肺癌患者发热时饮食上应注意什么?

在饮食上同样应遵循清淡、易消化的原则。发热可能导致患者食欲缺乏、消化功能减弱，因此应选择易于消化吸收的食物，如稀饭、面条、蔬菜汤等。同时，应避免食用过冷、过热或过硬的食物，以免刺激口腔和消化道黏膜，加重患者的不适感。此外，保持充足的水分摄入也至关重要，有助于调节体温、促进新陈代谢和药物排泄。在发热期间，患者可以通过饮用温开水、果汁或淡盐水等方式来补充水分。

269. 肺癌患者如何缓解疼痛?

应用疼痛评估工具做好疼痛评估，遵医嘱及时、准确、规范用药，并监测镇痛效果及药物不良反应。可应用按摩、正念减压疗法、放松训练、音乐疗法、转移注意力等辅助措施减轻疼痛。如疼痛加重需主动报告医生，不可自行调整药量。胸痛患者用手或软枕护住胸部，以减轻深呼吸、咳嗽或变化体位引起的疼痛。活动困难的患者，搬动时应小心、轻柔，避免推、拉等动作。积极预防上呼吸道感染，尽量避免咳嗽，必要时遵医嘱应用止咳药物。

270. 肺癌患者靶向治疗期间出现不良反应怎么办?

首先，需要严格按照医生的指导和医嘱来使用药物，这些药物可以帮助预防或治疗可能出现的副作用，例如皮疹、腹泻、高血压等。其次，还需要采取一些护理措施来缓解这些副作用。例如，对于皮疹，可以使用一些温和的皮肤护理产品，并避免阳光直射；对于腹泻，需要保持良好的饮食习惯，避免食用刺激性食物；对于高血压，需要定期监测血压，并保持健康的生活方式。

271. 肺癌术前应如何进行呼吸功能锻炼?

（1）深呼吸训练：平躺或坐，放松肌肉，一手放到胸部，一手放到腹部。吸气腹部鼓起，呼气腹部收缩。

（2）缩唇呼吸训练：吸气后，用嘴唇缩紧方式缓慢呼气，呼气时间长于吸气，维持小气道压力，促进气体排出。

（3）咳嗽训练：深呼吸后屏息，身体前倾，短促有力咳嗽，清除呼吸道分泌物，预防肺部并发症。

（4）运动锻炼：条件允许下，尝试爬楼梯加快呼吸频率，锻炼呼吸肌肉，注意适度，避免劳累。

（5）吹气球：简单有效，增加肺活量，反复练习锻炼呼吸功能。

272. 肺癌术后如何进行呼吸功能锻炼?

肺癌术后进行呼吸功能锻炼有助于促进患者的康复。例如通过深呼吸练习，建议每次持续 10 ～ 15 分钟，每日进行 3 ～ 4 次。这样的练习能够有效提升肺部的通气量，进而增强呼吸功能。此外，缩唇呼吸法也是一种锻炼方式：闭嘴通过鼻腔吸气，随后通过缩紧嘴唇（模仿吹口哨的动作）缓慢呼出气体，呼气时间应是吸气时间的约 2 倍。例如，吸气持续 2 ～ 3 秒，呼气则持续 4 ～ 6 秒。这种锻炼有助于预防小气道过早塌陷，并促进肺内残余气体的排出。

273. 肺癌术后如何进行肢体功能锻炼?

（1）上肢锻炼：肺部手术后，患者可进行简单的上肢伸展和握拳动作。建议坐在床边或椅子上，双手握拳，缓慢向上伸直双臂，尽量伸展，然后慢慢放下，重复此动作。每日进行 3 ～ 4 组，每组 10 ～ 15 次，逐渐增加活动强度，以恢复上肢力量和活动范围。

（2）下肢锻炼：目的是预防下肢静脉血栓。术后应尽早开始在床上进行下肢屈伸运动，如脚部勾起、绷直、弯曲膝关节、伸展小腿等。穿着防血栓弹力袜也是辅助锻炼的有效方式。

274. 肺癌术后如何快速康复?

应积极进行呼吸锻炼和咳嗽咳痰训练；术后尽早开始在床上进行肢体活动，并加强营养摄入：确保摄入足够的蛋白质，多食用鸡蛋、牛奶、鱼肉等食物，以助于伤口愈合。同时，搭配富含维生素和纤维素的蔬菜、水果，例如西蓝花、菠菜、苹果等，以保持大便通畅。此外，保持良好的心态也至关重要。

275. 肺癌术后多久需要复诊?

肺癌患者在手术后需要定期进行复诊，以监测可能的复发迹象。复诊的频率会根据个人情况的不同而有所变化。在手术后的前两年，建议每 3 ～ 6 个月复诊一次，复诊内容包括体格检查、实验室检查及影像学检查。医生还应进行心理评估。在接下来的 3 ～ 5 年，复诊间隔可以适度延长至每 6 ～ 12 个月一次，主要目的是监测肿瘤是否复发或转移。根据监测结果，医生会提供相应的支持和治疗建议。如果患者出现任何异常症状，应立即寻求医疗帮助。

第三节　胸膜恶性肿瘤

一、胸膜间皮瘤

276. 什么是胸膜间皮瘤?

胸膜间皮瘤是一种源自胸膜间皮细胞的原发性肿瘤，主要出现在胸膜区域。有局限型（多为良性）和弥漫型（都是恶性）之分。其中弥漫型恶性间皮瘤是胸部预后最坏的肿瘤之一。而恶性胸膜间皮瘤更为普遍。它约占所有胸膜肿瘤的 5%，在临床上属于较为罕见的病例。

277. 胸膜间皮瘤的流行病学特征是什么?

胸膜间皮瘤是一种罕见的恶性肿瘤，主要影响胸膜的间皮细胞。其流行病学特征如下：发病率与地区差异——胸膜间皮瘤的发病率在不同地区存在显著差异。在中国，大城市的发病率为 0.3/10 万～ 0.5/10 万，而中小城市的发病率则在 0.1/10 万～ 0.2/10 万。全球范围内，2020 年新发病例数为 30 870 例，占全球新发恶性肿瘤的 0.2%。胸膜间皮瘤在男性中更为常见，男女比例大约为 2 ∶ 1 或 3 ∶ 1。发病年龄主要集中在 40 ～ 60 岁，尽管也有报道指出发病年龄范围较广。近年来，胸膜间皮瘤的发病率呈现上升趋势，特别是在一些工业发达国家和地区。

278. 胸膜间皮瘤的病因是什么?

长期接触石棉是胸膜间皮瘤的主要致病因素。石棉纤维已被国际癌症研究机构认定为致癌物质，其暴露与胸膜间皮瘤的发生有着密切的联系。除此之外，其他潜在因素，包括天然矿物纤维、放射线暴露及猿病毒（SV40）感染，也被认为可能与胸膜间皮瘤的发生相关。

279. 胸膜间皮瘤的典型症状有哪些?

（1）胸痛：这是最常见的症状之一，患者常感受到持续性且剧烈的胸痛，常规镇痛药难以有效缓解。

（2）呼吸困难：由于肿瘤影响胸膜和肺部功能，患者可能会出现呼吸急促或呼吸困难。

（3）咳嗽：部分患者会经历持续性咳嗽，这可能是肿瘤刺激胸膜或肺部所致。

（4）体重减轻和疲劳：不明原因的体重下降及全身性疲劳亦是胸膜间皮瘤的常见表现。

（5）胸腔积液：多数患者会出现胸腔积液，这是肿瘤导致胸膜分泌液体增多引起的。积液可能呈血性，并进一步压迫肺组织，加剧呼吸困难。

（6）其他症状：少数患者还可能出现声音嘶哑、吞咽困难或腹部肿胀等不适。

280. 胸膜间皮瘤的诊断方法是什么？

胸膜间皮瘤的诊断主要依靠影像学和组织病理学检查。影像学检查包括 X 线检查、计算机断层扫描（CT）、磁共振成像（MRI）和正电子发射断层显像－计算机断层扫描（PET–CT），用于揭示病变特征、评估病变范围、鉴别诊断和手术前分期。组织病理学检查包括活检和细胞学检查，活检是确诊的关键，胸腔镜检查准确率最高。血液检查和生物标志物检测有助于区分间皮瘤与其他疾病。基因检测有助于鉴别间皮瘤与良性胸膜病变。综合影像学和组织病理学检查是诊断的主要手段，胸腔镜检查是确诊的金标准。

281. 胸膜间皮瘤的鉴别诊断有哪些？

在进行胸膜间皮瘤的鉴别诊断时，必须考虑多种疾病，特别是与肺癌、结核性胸膜炎及其他胸膜疾病进行区分。

（1）与肺癌的鉴别：胸膜间皮瘤通常具有清晰的边界，毛刺征较少见，而周围型肺癌的肿块边缘通常不规则，毛刺征较为常见。

（2）与结核性胸膜炎的鉴别：结核性胸膜炎通常伴有剧烈胸痛和呼吸困难，并且患者往往有结核病史。在影像学检查中，胸膜间皮瘤可能呈现出胸腔内不规则的胸膜肿瘤生长影像及中等量至大量积液，且在抽液后胸腔积液生长迅速。磁共振成像（MRI）在区分结核性胸膜炎和弥漫型间皮瘤方面具有显著优势。

（3）与良性胸膜病变的鉴别：良性胸膜病变，如纤维性胸膜炎、脂肪瘤和纤维瘤等，其超声图像表现为团块状或类圆形，边界通常清晰。

282. 胸膜间皮瘤什么情况下采取胸腔镜手术治疗?

胸腔镜手术适用于治疗局限性的恶性胸膜间皮瘤，特别是在Ⅰ～Ⅲa期的上皮样胸膜间皮瘤患者中。这种手术方式能够彻底切除肉眼可见的肿瘤组织，减少肿瘤负荷，有助于术后的其他治疗如放疗或化疗。特别是在患者有良好功能状态评分（PS评分）、肺功能和肾功能，且无明显的远处转移或其他并发症的情况下，胸腔镜手术是一种有效的治疗手段。

283. 胸膜间皮瘤什么情况下采取化疗?

化疗治疗主要用于恶性胸膜间皮瘤的以下情况。

（1）不可手术切除的Ⅲb～Ⅳ期患者：这些患者由于癌症已经进入晚期或转移阶段，手术可能无法完全切除肿瘤，化疗可以作为主要治疗手段。

（2）不可切除的Ⅰ～Ⅲa期患者：对于无法通过手术完全切除的Ⅰ～Ⅲa期患者，化疗也可以作为辅助治疗，帮助减少肿瘤负荷，缓解症状。

（3）症状缓解和生活质量提高：化疗可以用于缓解患者的症状，如减少胸腔积液、减轻疼痛等，从而提高患者的生活质量。

常用的化疗方案包括培美曲塞联合顺铂或顺铂联合贝伐珠单抗等。这些方案的选择应根据患者的具体病情、身体状况和医生的建议进行。

284. 胸膜间皮瘤什么情况下采取靶向治疗?

靶向治疗是一种针对特定基因突变或蛋白质的治疗方法，近年来在胸膜间皮瘤的治疗中逐渐受到关注。以下几种情况下可能考虑采取靶向治疗的原因和方法。

（1）存在特定的基因突变：如BRCA1相关蛋白1（*BAP1*）、细胞周期素依赖性激酶抑制因子2A（*CDKN2A*）等基因的突变可能导致胸膜间皮瘤的发生和发展。针对这些基因突变，可能会有特定的靶向药物有效。

（2）间皮素表达：间皮素是一种在多种肿瘤中表达的蛋白质，包括胸膜间皮瘤。针对间皮素的靶向治疗，如抗体药物偶联物（antibody-drug conjugate, ADC）和嵌合抗原受体T细胞免疫疗法（CAR-T细胞疗法），正在被研究和评估其有效性。

（3）免疫治疗无反应或失败：免疫治疗，尤其是免疫检查点抑制剂

（如 PD–1/PD–L1 抑制剂），在胸膜间皮瘤治疗中已显示出一定的效果。然而，如果患者对现有的免疫治疗无反应或治疗失败，可以考虑结合靶向治疗。

（4）疾病进展或复发：对于疾病已经进展或复发的胸膜间皮瘤患者，靶向治疗可能提供额外的治疗选择，尤其是当传统化疗不再有效时。

285. 胸膜间皮瘤什么情况下采取免疫治疗?

免疫治疗在恶性胸膜间皮瘤中的应用主要在以下情况下考虑。

（1）一线治疗：纳武利尤单抗（PD–1 抑制剂）联合伊匹木单抗（CTLA–4 抑制剂）是推荐的一线免疫治疗方案。帕博利珠单抗（PD–1 抑制剂）联合培美曲塞和顺铂也是一线推荐的治疗方案。

（2）二线治疗：纳武利尤单抗单药是二线治疗的首选。如果一线治疗未能有效，纳武利尤单抗联合伊匹木单抗或者度伐利尤单抗联合替西木单抗也是可选方案。免疫治疗的选择应根据患者的具体病情、分子标志物表达情况及之前的治疗历史来综合考虑。在实际情况中，免疫治疗通常与其他治疗方式（如化疗、放疗）结合使用，以最大限度地提高治疗效果。

286. 石棉肺会诱发胸膜间皮瘤吗?

石棉肺有可能导致胸膜间皮瘤。石棉纤维一旦吸入体内，会在肺部和胸膜中积聚，引起持续的炎症反应和组织纤维化，这些长期的病理改变有可能最终导致恶性胸膜间皮瘤的产生。石棉暴露是胸膜间皮瘤的一个主要风险因素，暴露时间越长，患病风险越高。此外，石棉肺患者中出现恶性间皮瘤的情况也较为常见，这进一步证实了石棉与胸膜间皮瘤之间的直接联系。

287. 胸膜间皮瘤的胸腔积液需要抽水治疗吗?

是否需要对胸膜间皮瘤的胸腔积液进行抽水治疗，这取决于具体病情。胸膜间皮瘤是一种起源于胸膜的肿瘤，其治疗通常涉及手术、化疗和放疗等多种方法的综合应用。对于那些伴有胸腔积液的患者，抽水（即胸腔穿刺引流）可以暂时缓解症状，但这种方法并不能从根源上解决胸腔积液的问题。单独进行胸腔积液的抽吸效果有限，通常需要与其他治疗方法相结合，例如在胸腔内使用药物治疗。

288. 胸膜间皮瘤什么情况下采取胸腔内化疗药物治疗?

胸膜间皮瘤治疗中，胸腔内化疗药物应用考虑以下情形：用于无法手术患者局限性治疗，直接作用于肿瘤，提升局部药物浓度；用于手术后辅助治疗，清除残留癌细胞，降低复发风险；用于转移或无法手术患者缓解症状，减少胸腔积液、减轻疼痛，提升生活质量；用于晚期患者控制病情，延长生存时间。医生根据患者病情和身体状况决定是否采用胸腔内化疗及药物和方案。

289. 胸膜间皮瘤什么情况下采取胸腔内注射抗血管生成药物治疗?

胸膜间皮瘤治疗中，胸腔内注射抗血管生成药物通常在胸腔积液且肺部无法复张时考虑。推荐胸腔置管引流后，可选择性地注入铂类药物或抗血管生成药物（如重组人血管内皮抑制素或贝伐珠单抗）单独使用或与化疗联合应用。这类药物通过抑制血管新生，有助于减少肿瘤血供，控制肿瘤生长。在其他治疗方法无效时，可能会考虑使用。治疗方案应根据患者病情和肿瘤反应个性化调整，并在医生指导下进行。

290. 胸膜间皮瘤的预后如何?

恶性胸膜间皮瘤的预后通常不佳。不同类型的间皮瘤预后也存在差异。上皮样间皮瘤的预后相对乐观，特别是当肿瘤能够被彻底切除的情况下。相比之下，肉瘤样间皮瘤的预后则较为悲观。多项研究和临床指南显示，患者的中位生存时间约为 1 年，而 5 年生存率约为 10%。尽管诸如免疫疗法和光动力疗法等新治疗方法正在研究之中，但整体预后仍然不尽如人意。

二、胸膜肉瘤

291. 什么是胸膜肉瘤?

胸膜肉瘤是一种罕见的恶性肿瘤，起源于胸膜组织。它可能起源于胸膜间皮细胞或其他胸膜细胞类型，具体成因不明确。临床表现包括胸痛、呼吸困难、咳嗽等症状，可能随病情加重。诊断需影像学检查和组织病理学检查。治疗通常涉及多学科综合方法，包括手术、化疗、放疗等，以提高治疗效果和生存率。

292. 胸膜肉瘤的流行病学特征是什么?

胸膜肉瘤的发病率和死亡率在性别和年龄上有所不同。荷兰研究显示，男性风险较高，但自 2010 年起风险下降，预计 2032 年男性患者将减少至约 380 人；女性风险较低且稳定，每年约 90 名女性被诊断。该病与职业暴露相关，如石棉，主要影响重工业、建筑业或船舶制造业男性。尽管 1993 年起禁止石棉，但因潜伏期长达 50 年，每年仍有新病例。瑞典每年报告超过 100 例恶性胸膜瘤，80% 为男性，多与过去石棉接触有关。

293. 胸膜肉瘤的病因是什么?

胸膜肉瘤的病因可能包括石棉暴露、不良饮食习惯、遗传因素、胸膜腔内异物反应及慢性或反复的肺部感染。石棉，特别是青石棉和黄石棉，长期接触后可能在 20 ～ 40 年导致胸膜间皮瘤。石棉纤维可直接致癌，或通过活性氧（ROS）与氮物种（RNS）和生长因子间接作用于细胞。此外，BRCA1 相关蛋白 1（BAP1）基因突变可能与胸膜肉瘤有关。胸腔手术或治疗后留下的异物，以及结核性胸膜炎等慢性感染，也可能诱发胸膜肉瘤。

294. 胸膜肉瘤的典型症状有哪些?

胸膜肉瘤的典型症状包括咳嗽、咳痰及胸痛或胸背部疼痛。这些症状在临床表现中较为普遍，尤其是在胸膜—肺滑膜肉瘤患者中，胸痛和胸背部疼痛是主要症状之一。此外，一些患者可能会经历咯血的情况。肿瘤可能侵犯胸膜，导致胸腔积液，因此患者还可能表现出呼吸困难的症状。

295. 胸膜肉瘤的诊断方法是什么?

胸膜肉瘤的诊断主要依靠影像学和病理学检查。影像学检查包括：①X 线检查，虽可显示胸膜肿瘤，但分辨率较低，细节不清；②计算机断层扫描（CT）是关键手段，能精确显示肿瘤大小、形态、密度及与周边组织的关系；③增强 CT 扫描有助于评估肿瘤血供和内部结构；④磁共振成像（MRI）检查用于评估肿瘤对邻近胸膜和胸腔积液的影响；⑤正电子发射断层显像 - 计算机断层扫描（PET-CT）有助于鉴别良恶性胸膜病变，并对分期和疗效评估至关重要；⑥病理学检查则通过经皮胸膜穿刺或胸腔镜下活检获取组织样本，为确诊胸膜肉瘤的关键步骤。

296. 胸膜肉瘤的鉴别诊断有哪些？

在进行胸膜肉瘤的鉴别诊断时，必须考虑多种可能的疾病，这些疾病包括其他类型的胸膜肿瘤、肺部肿瘤及转移性肿瘤。具体来说，可能涉及的疾病有恶性胸膜间皮瘤、滑膜肉瘤、孤立性纤维性肿瘤、肺癌及纤维性胸膜炎。胸膜肉瘤的鉴别诊断需要综合临床表现、影像学特征及病理和免疫组化结果，以确保准确诊断并制订恰当的治疗方案。

297. 胸膜肉瘤什么情况下采取手术治疗？

胸膜肉瘤的手术治疗通常在以下情况下考虑：当肿瘤局限于胸膜时，手术治疗适用于肿瘤尚未扩散至其他器官或组织的情况，这种情况下手术有可能实现肿瘤的完全切除。若患者出现严重的呼吸急促、胸痛等症状，且这些症状通过其他治疗方式（如药物治疗或放疗）未能得到缓解，手术可能是考虑的治疗方法之一。此外，当患者整体健康状况良好时，手术治疗通常适用于身体健康状况允许的患者。

298. 胸膜肉瘤什么情况下采取化疗？

胸膜肉瘤的治疗需考虑肿瘤分期、病理类型和患者健康状况。化疗通常用于：①中晚期肿瘤，帮助控制肿瘤生长和扩散；②术后辅助治疗，消灭残留癌细胞，降低复发风险；③缓解晚期患者症状，提升生活质量。化疗能作用于全身癌细胞。医生的治疗方案会根据患者年龄、身体状况和肿瘤类型选择最适宜的化疗方案和药物。

299. 胸膜肉瘤什么情况下采取靶向治疗？

胸膜肉瘤的靶向治疗主要考虑在特定情况下，如存在特定基因突变或过表达，如 *EGFR* 或 *VEGF*。当化疗效果不佳或耐药时，靶向治疗可作为二线或三线治疗。它也可与化疗、放疗或免疫治疗联合使用，以提高治疗效果。靶向治疗适用于具有特定分子标志物的患者，或对传统化疗反应不佳者。治疗前需进行基因检测，由专业医疗团队根据患者情况制订方案。

300. 胸膜肉瘤什么情况下采取免疫治疗?

在治疗胸膜肉瘤的过程中，免疫治疗通常在特定情况下被考虑采用。

（1）一线治疗：纳武利尤单抗与伊匹木单抗的联合使用是推荐的一线免疫治疗方案（1a 类证据）。帕博利珠单抗结合培美曲塞和顺铂或卡铂同样构成推荐的一线治疗方案（1a 类证据）。

（2）二线治疗：纳武利尤单抗单独使用是推荐的二线治疗方案（1a 类证据）。免疫治疗已经成为恶性胸膜间皮瘤治疗的重要策略，尤其在传统治疗手段无法有效控制病情的情况下。在实施免疫治疗时，应由经验丰富的专业医生根据患者的具体状况进行评估，并依据患者的病情及治疗反应来制订个性化的治疗计划。

301. 胸膜肉瘤可以通过疫苗疗法进行治疗吗?

在胸膜肉瘤的治疗领域，疫苗疗法正被积极研究和尝试。目前，研究者们正在探索多种疫苗疗法，包括热休克蛋白 / 肽复合物疫苗、树突状细胞疫苗，以及与免疫检查点抑制剂相结合的疫苗疗法。尽管胸膜肉瘤有可能通过疫苗疗法进行治疗，但该方法目前仍处于研究和临床试验阶段，并未广泛应用于临床实践。

302. 胸膜肉瘤患者的胸腔积液需要进行抽胸水治疗吗?

是否对胸膜肉瘤患者的胸腔积液实施抽胸水治疗，这取决于个体的具体情况。胸膜肉瘤患者可能会遭受胸腔积液的困扰，而处理胸腔积液的一种方法是通过胸腔穿刺抽液来减轻症状。尽管如此，抽水治疗通常被视为一种临时的急救措施，并不能解决根本问题，因为胸腔积液有较高的复发风险。因此，对于胸膜肉瘤患者而言，如果胸腔积液导致呼吸困难等症状，抽水治疗可以作为一种短期缓解手段，但必须配合其他治疗策略来预防胸腔积液的再次发生。

303. 胸膜肉瘤适宜通过胸腔注射化疗药物治疗吗?

针对胸膜肉瘤是否可以通过胸腔注射化疗药物进行治疗，这主要取决于肿瘤的具体类型和病情状况。胸腔内化疗是一种常规的治疗手段，它有助于减少胸腔积液的生成并控制肿瘤的发展。例如，铂类药物，如顺铂，经常被用于胸腔内化疗，它们能够直接消灭存在于浆膜腔内的癌细胞，并可能促进胸膜粘连，从而有效抑制胸腔积液的产生。

304. 胸膜肉瘤患者可以胸腔内使用抗血管生成药物治疗吗?

对于胸膜肉瘤患者而言，胸腔内应用抗血管生成药物是一个可考虑的治疗选项。研究显示，抗血管生成药物，例如贝伐珠单抗和重组人血管内皮抑制素，已被证明在胸腔内使用是有效的，它们能够减少恶性胸腔积液的形成。此外，这些药物与化疗药物联合使用时，能够发挥协同效应，提升治疗效果，并有助于改善患者的生活质量。

305. 胸膜肉瘤的预后如何?

胸膜肉瘤的预后通常不佳。对于未接受治疗的患者，中位生存期仅为6个月，而通过手术结合化疗，生存期有望得到延长。胸膜血管肉瘤的病程中位时间为7个月，遗憾的是，大多数患者最终仍会离世。胸膜去分化软骨肉瘤同样是一种高度恶性的肿瘤，预后不良，且往往对化疗不敏感。总体而言，胸膜肉瘤的预后受到多种因素的影响，包括肿瘤的类型、分期、所采用的治疗方法及患者对治疗的反应等。

三、转移性胸膜恶性肿瘤

306. 哪些肿瘤可引起转移性胸膜恶性肿瘤?

转移性胸膜恶性肿瘤是指起源于身体其他部位的恶性肿瘤扩散至胸膜。常见的原发性肿瘤包括以下几种。①肺癌，尤其是周围型腺癌，特别容易发生胸膜转移，并且有时会成为肺癌的首个表现。②乳腺癌：同样是胸膜转移的常见来源。③其他：包括淋巴瘤、胃癌、胰腺癌、卵巢癌和肾癌等。这些肿瘤通过血液循环、淋巴系统或直接侵袭的方式转移到胸膜，从而引发胸膜恶性肿瘤。

307. 转移性胸膜恶性肿瘤的流行病学特征是什么?

转移性胸膜肿瘤占胸膜肿瘤的95%，主要原发肿瘤为肺癌和乳腺癌，分别占40%和25%。男性胸膜间皮瘤发病率高于女性，比例约为2 ∶ 1。肺癌是男性最常见的转移性肿瘤，而乳腺癌在女性中最常见。胸膜间皮瘤的地理分布差异显著，美国年新发病例2000～3000例，西欧约5000例，澳大利亚男性发病率最高，为59.8/100万人年。中国大城市发病率约为

0.3/10 万～ 0.5/10 万，中小城市为 0.1/10 万～ 0.2/10 万。

308. 转移性胸膜恶性肿瘤的成因是什么？

转移性胸膜恶性肿瘤的成因主要包括以下几种。

（1）直接侵犯：邻近的肿瘤（如肺癌、乳腺癌等）可以直接侵犯淋巴管和胸膜血管，导致毛细血管和淋巴管的通透性增加，使受侵的胸膜周围组织增厚和渗出增加。

（2）血行转移：胸外肿瘤可以通过血液转移到胸膜，形成瘤栓种植。这种情况下，常见的原发肿瘤包括肺癌、乳腺癌、淋巴瘤和卵巢癌。

（3）淋巴转移：某些肿瘤可以通过淋巴系统转移到胸膜，尤其是当肿瘤累及纵隔淋巴结时，可以减少流入壁层胸膜的淋巴流量，导致胸腔负压增高。

（4）胸腺癌或肺癌脱落种植：某些类型的胸腺癌或肺癌可以脱落并种植在胸膜上。

309. 转移性胸膜恶性肿瘤的典型症状有哪些？

转移性胸膜恶性肿瘤的典型症状主要包括以下几点。①呼吸困难：这是最常见的症状之一，患者可能会感到气短或呼吸不畅，这与胸腔积液的存在有关；②胸痛：钝性胸痛是常见的症状，部分患者表现为持续性剧烈胸痛，且疼痛可能逐渐加重；③体重减轻和全身不适：患者可能会出现体重减轻、全身不适、厌食等症状，这些症状与肿瘤的消耗性有关；④其他症状：部分患者可能会出现乏力、发热等全身症状，这些症状与肿瘤的晚期表现有关。

310. 转移性胸膜恶性肿瘤的诊断方法是什么？

影像学检查在诊断转移性胸膜恶性肿瘤中扮演着至关重要的角色。常用的影像学技术包括计算机断层扫描（CT）、正电子发射断层显像 – 计算机断层扫描（PET–CT）和磁共振成像（MRI）。CT 对于初步评估疑似胸膜肿瘤的患者具有全面的优势，尽管在胸膜瘤的分期方面表现有限。PET–CT 能够提供功能性的信息，对于检测异常的恶性胸膜增厚区域特别有效，其最大标准摄取值的升高有助于区分恶性与良性胸膜疾病。MRI 在区分良性和恶性胸膜疾病方面显示出潜力，特别是在质子密度 T_2 加权图像上呈现不均匀的高强度信号，并在注射对比剂后的 T_1 加权图像上显示出增强效果。胸膜活检是确诊转移性胸膜肿瘤的金标准。通过胸腔镜获取病理组织样本，并结合免疫组化检查，可以确诊。此外，胸膜穿刺活检在有液体积聚的情况下也是一种常用的诊断手段。细胞学检查，特别是胸腔积液的细胞学检查，是诊断恶性胸腔积液的重要方法，尽管其敏感性约为60%，但与其他检查方法结合使用可以提高诊断的准确性。

311. 转移性胸膜恶性肿瘤的鉴别诊断有哪些?

（1）鉴别胸膜间皮瘤：胸膜间皮瘤通常表现为胸膜的广泛性增厚，呈现出驼峰状的大结节阴影。相比之下，孤立性胸膜转移瘤则通常表现为胸膜面上分散的多个小结节状阴影。

（2）鉴别良性胸膜增厚：良性胸膜增厚一般表现为线状粘连增厚和钙化，胸膜穿刺活检未发现肿瘤细胞。而胸膜转移瘤可能伴有胸腔积液，且胸膜增厚无明显变化。

（3）鉴别肺部肿瘤：转移性胸膜肿瘤常由肺癌、乳腺癌等引起，肺部肿瘤也可能导致胸膜受累。通过影像学检查，如计算机断层扫描（CT）和磁共振成像（MRI），有助于区分这两种情况。

312. 转移性胸膜恶性肿瘤什么情况下采取手术治疗?

转移性胸膜恶性肿瘤患者在预期寿命超过 3 个月、胸膜固定术无效且能耐受手术的情况下，可考虑手术治疗。手术可能用于控制恶性胸腔积液，尤其是当原发肿瘤已控制或无须进一步全身治疗时。然而，手术治疗适用于特定情况，需考虑患者健康状况、预期寿命和肿瘤特征。对于大多数患者，全身化疗、靶向治疗或免疫治疗可能是更常见的选择。

313. 转移性胸膜恶性肿瘤什么情况下采取化疗?

治疗转移性胸膜恶性肿瘤主要依赖于原发肿瘤的种类及其对化疗的敏感性。在某些情况下，医生会推荐化疗作为治疗方案。

（1）确诊原发肿瘤类型：在诊断转移性胸膜恶性肿瘤时，首要任务是确定原发肿瘤的种类。基于此，医生将选择适当的化疗方案。

（2）化疗反应性：若原发肿瘤对化疗反应良好，则转移性胸膜恶性肿瘤通常也会对化疗有较好的反应。

（3）恶性胸腔积液：当恶性肿瘤扩散至胸膜并导致恶性胸腔积液时，化疗可用来控制积液的生成，缓解症状。

（4）全身性治疗：化疗作为一种全身性治疗方法，适用于无法接受手术治疗的患者，或作为手术前后的辅助治疗。综上所述，化疗是转移性胸膜恶性肿瘤治疗的关键手段之一。其具体应用取决于原发肿瘤的特性、患者的总体健康状况及对先前治疗的反应。在制订治疗计划时，医生会综合考量这些因素，并可能结合其他治疗方式，如放疗或手术，以期达到最佳的治疗效果。

314. 转移性胸膜恶性肿瘤什么情况下采取靶向治疗?

转移性胸膜恶性肿瘤的靶向治疗依赖于病理类型和分子标志物。常见情况包括特定基因突变或蛋白质表达，如表皮生长因子受体（EGFR）基因突变、间变性淋巴瘤激酶（ALK）重排，靶向治疗可针对这些异常。化疗耐药时，靶向治疗可作为替代方案攻击肿瘤细胞特定靶点。靶向治疗通常缓解率高，尤其在癌症晚期，可有效控制疾病进展和缓解症状；耐受性良好，副作用较传统化疗温和，对生活质量影响小。治疗决策需综合评估肿瘤类型、基因突变和治疗目标，建议与肿瘤科医生合作制订个性化方案。

315. 转移性胸膜恶性肿瘤什么情况下采取免疫治疗?

转移性胸膜恶性肿瘤在基因检测或病理分析显示免疫治疗有效时，可将其纳入治疗方案。对于胸膜转移引起的严重症状，如胸腔积液，免疫治疗可辅助控制症状和肿瘤进展。在肺癌胸膜转移的全身治疗中，化疗是主要手段，若效果不佳，免疫治疗可作为辅助，以延长生存期和提高生活质量。特别是程序性细胞死亡受体（PD-1）抑制剂等免疫检查点抑制剂，能增强免疫系统对肿瘤的攻击。免疫治疗效果因人而异，需详细基因检测和病理分析确定适用性。总之，免疫治疗是转移性胸膜恶性肿瘤的有效治疗手段，尤其在化疗和靶向治疗效果不佳时，应由医疗团队定制具体方案。

316. 转移性胸膜恶性肿瘤的预后如何?

转移性胸膜恶性肿瘤的预后通常不佳。这类肿瘤常导致渗出性恶性胸腔积液，这表明患者可能已出现全身性的转移性疾病，预后往往非常悲观。对于由肺腺癌引起的胸膜转移，若未伴随淋巴结转移，患者的 5 年生存率在 33% ～ 53%。然而，一旦出现淋巴结转移，5 年生存率则降至 17% ～ 31%。总体来看，转移性胸膜恶性肿瘤的治疗挑战重重，预后不乐观。即便通过手术或其他治疗手段暂时控制了胸膜肿瘤和恶性胸腔积液，患者后期复发的风险依然很高。

四、胸膜恶性肿瘤的自我管理

317. 胸膜恶性肿瘤患者在日常生活中应注意什么？

（1）均衡饮食：饮食富含蛋白质、热量和维生素，多食新鲜蔬果，避免不健康食品。

（2）适度运动：如太极拳、八段锦、瑜伽等，避免剧烈运动。戒烟戒酒，保持积极心态，劳逸结合。

（3）预防感染：保持环境清洁通风，避免去人群密集地。

（4）定期医学检查：如胸部计算机断层扫描（CT）、正电子发射断层显像 – 计算机断层扫描（PET–CT）。

（5）胸腔积液患者需引流或胸膜愈合术：注意术后护理，确保引流管畅通，防止引流液逆流。

（6）疼痛患者：遵循疼痛管理指南，必要时采取姑息治疗。

318. 恶性胸腔积液患者可以运动吗？

患有恶性胸腔积液时，患者仍可以进行适度的运动，但需注意方式和强度。一般而言，低强度、低冲击力的运动，如散步、呼吸操等，是较为推荐的选择。这些运动有助于改善呼吸功能，提高生活质量。然而，应避免进行高强度的剧烈运动，如跑步、游泳等，以免增加心肺负担，导致病情加重。在运动过程中，应密切关注身体状况，如出现呼吸困难、胸痛等不适症状，应立即停止运动，并及时就医。此外，运动前最好咨询医生或专业康复师的建议，以确保运动的安全性和有效性。

319. 恶性胸腔积液是否必须完全抽除？

对于恶性胸腔积液的处理，并非总是需要完全抽除，这主要取决于患者的个体情况和症状的严重性。处理恶性胸腔积液时，应遵循缓解症状原则：对于表现出症状的患者，初次胸腔穿刺时排出的液体量通常控制在

600ml以下，最多不超过1000ml，以防止复张性肺水肿和胸膜反应等并发症的发生。若患者出现胸部不适、持续咳嗽或胸膜反应，应立即停止抽液。

320. 恶性胸腔积液真的是越抽越多吗?

恶性胸腔积液的增长并非总是呈现越抽越多的趋势，其变化受到多种因素的影响，包括治疗措施的成效、肿瘤的活跃程度及患者的整体健康状况。在某些情况下，由于肿瘤的侵袭性活动或治疗反应，恶性胸腔积液可能会增加，特别是在肿瘤侵犯胸膜或淋巴系统时。然而，通过恰当的治疗手段，例如抗肿瘤治疗和胸腔引流术，可以有效地控制胸腔积液的扩散。

第四节　纵隔和膈肌恶性肿瘤

一、纵隔神经母细胞瘤

321. 什么是神经母细胞瘤?

神经母细胞瘤是一种起源于交感神经系统中神经嵴细胞的恶性实体肿瘤，被认为是儿童中最普遍的颅外恶性肿瘤之一。这种肿瘤通常发生在5岁以内的儿童中，对这个年龄段的儿童健康构成了严重的威胁。

神经母细胞瘤可以发生在纵隔区域，严格来说，它并不属于仅限纵隔的恶性肿瘤，而是一种起源于交感神经系统的胚胎性肿瘤。若肿瘤位于纵隔，则可称为纵隔的恶性肿瘤。

322. 神经母细胞瘤的流行病学特征是什么?

在1999～2007年，欧洲的神经母细胞瘤发病率约为1.2/10万，占儿童肿瘤患者的7%，并且在儿童肿瘤死亡率中占15%。近年来，该疾病的发病率呈现逐渐上升的趋势。据报告，男孩的发病率高于女孩，但具体原因尚不明确，需要进一步研究。

323. 神经母细胞瘤的病因是什么?

神经母细胞瘤的确切原因尚未明确，但可能与以下因素有关：①基因突变，如Tumor Protein 53（*TP53*）、*NRAS*等特定基因变异；②遗传因素，有家族史的儿童患病风险更高；③交感神经细胞变异，可能导致细胞生长和分化失控；④环境因素，长期接触有害物质或环境可能导致细胞损伤和基因突变；免疫力低下，可能导致细胞生长失控和基因突变，从而诱发肿瘤。

324. 神经母细胞瘤的典型症状有哪些？

神经母细胞瘤是一种起源于神经系统的恶性肿瘤，其症状表现多样，与肿瘤的起源部位、大小、生长速度及是否发生扩散等因素密切相关。当肿瘤起源于腹部时，患者可能会出现腹胀、腹痛等症状，这些症状可能还会伴随着排便习惯的改变，例如频繁的腹泻或便秘。而当肿瘤起源于胸部时，患者可能出现气喘和呼吸困难等症状，这些症状可能是因为肿瘤压迫了肺部或气管，影响了正常的呼吸功能。了解这些症状对于早期发现和治疗神经母细胞瘤至关重要。

325. 如何通过生化检查诊断神经母细胞瘤？

在诊断神经母细胞瘤的过程中，生化检查主要关注对患者血液和尿液样本的分析，尤其是儿茶酚胺水平的测定。儿茶酚胺是一类与神经传递相关的化学物质，其在血液和尿液中的水平若显著超出正常范围，这可能是一个神经母细胞瘤存在的潜在指标。除此之外，还包括：①血常规检查，以评估患者的血细胞计数和血红蛋白水平；②肝肾功能检查，以确保这些关键器官的正常运作；③电解质水平监测，因为电解质平衡对于维持身体正常生理功能至关重要。

326. 如何通过影像学检查诊断神经母细胞瘤？

在诊断神经母细胞瘤的过程中，影像学检查运用多种成像技术，提供关于肿瘤位置、大小和形态的详尽信息。这些技术包括计算机断层扫描（CT）、磁共振成像（MRI）、局部超声检查及 X 线摄影。CT 能够提供身体内部结构的横截面图像，有助于精确观察肿瘤的位置和大小；磁共振成像利用磁场和无线电波产生身体内部的详细图像，对于评估肿瘤与周围组织的关系特别有用；局部超声检查是一种无创的检查方式，可以用来观察肿瘤在体内的实时动态；X 线摄影则是一种传统的成像技术，可以用来检查骨骼结构，特别是当肿瘤可能影响到骨骼时。

327. 神经母细胞瘤鉴别诊断有哪些?

神经母细胞瘤的鉴别诊断需综合临床、影像、病理及分子特征，与肾母细胞瘤、横纹肌肉瘤、淋巴瘤、尤因肉瘤/原始神经外胚层肿瘤（PNET）、恶性畸胎瘤、白血病、肾上腺嗜铬细胞瘤和神经节母细胞瘤等疾病区分。其典型表现为肾上腺或腹膜后脊柱旁肿块，影像可见钙化及间位碘代苄胍（MIBG）特异性摄取，病理呈小圆细胞菊花团排列，免疫组化 NSE、突触素阳性，分子层面多伴 N–MYC 扩增或 1p 缺失，生化检测尿香草扁桃酸（VMA）和高香草酸（HVA）升高。确诊依赖病理活检结合免疫组化，辅以 MIBG 显像及基因检测，疑难病例需多学科会诊以明确诊断。

328. 神经母细胞瘤什么情况下采取手术治疗?

在神经母细胞瘤的治疗策略中，手术治疗通常扮演着至关重要的角色。当肿瘤局限于特定部位，尤其是未发生广泛扩散或转移时，手术往往是首选的治疗方法。通过手术，医生能够尽可能地切除肿瘤组织，以减轻症状、延长生存期，甚至实现治愈。此外，在某些情况下，手术也可能作为辅助治疗手段，例如在化疗或放疗后，通过手术进一步清除残留的肿瘤组织。临床上，低危组患者通过手术或化疗干预后通常预后良好，中危组患者需要术前化疗与手术切除治疗相结合，以实现较好的预后。高危组患者则通过包括放化疗、手术及自体干细胞移植在内的综合治疗方案进行治疗。

329. 神经母细胞瘤什么情况下采取化疗?

对于中危组的患者来说，需要接受术前的化疗，这有助于缩小肿瘤的体积，从而使得手术切除更为彻底，进而提高治疗效果和改善预后。而对于高危组的患者，治疗方案则更为复杂和全面，通常包括放疗、化疗、手术治疗及自体干细胞移植等方法。这些综合性的治疗手段旨在尽可能地消灭肿瘤细胞，延长患者的生存期，并改善其生活质量。

330. 神经母细胞瘤什么情况下采取靶向治疗?

神经母细胞瘤在特定情况下也会采取靶向治疗作为一种治疗手段。对于某些具有特定基因变异或分子标志物的神经母细胞瘤患者，靶向治疗可能提供一种更为精确和有效的治疗选择。这种治疗方式通常与化疗、放疗等其他治疗手段相结合，以形成更为全面的治疗方案。近年来，随着对神经母细胞瘤的分子生物学机制研究的不断深入，科学家们已经开发出多种分子靶向药物。例如，间变性淋巴瘤激酶（ALK）抑制剂克唑替尼就是一种针对*ALK*基因突变的靶向药物，它能够有效抑制肿瘤细胞的生长和扩散。除此之外，组蛋白去乙酰化酶抑制剂等其他类型的靶向药物也已经陆续投入临床使用，为神经母细胞瘤患者带来了新的希望。

331. 神经母细胞瘤什么情况下采取免疫治疗？

对于部分神经母细胞瘤患者，尤其是那些对传统治疗手段反应不佳或病情进展迅速的患者，免疫治疗可能提供一种全新的治疗选择。免疫治疗通过激活患者自身的免疫系统来识别和攻击肿瘤细胞，旨在增强患者的抗肿瘤能力。近年来，免疫检查点抑制剂、嵌合抗原受体T细胞免疫疗法（CAR–T）等免疫治疗方法在神经母细胞瘤的治疗中展现出一定的疗效。这些免疫治疗方法能够有效地提高患者的无事件生存期，即从治疗开始到疾病复发或进展的时间，以及总生存期，即从治疗开始到患者死亡的时间。然而，尽管免疫治疗带来了希望，但遗憾的是，约有50%的患者在经过一段时间的治疗后，仍然会出现肿瘤复发的情况。

332. 神经母细胞瘤可以进行疫苗治疗吗？

神经母细胞瘤能够通过疫苗治疗的方式得到一定程度的控制。肿瘤疫苗的核心在于其肿瘤抗原特异性，这意味着疫苗能够精准地刺激免疫系统，使其对肿瘤细胞进行特异性识别和杀伤。然而，神经母细胞瘤的治疗并非易事，因为这种肿瘤通常存在于一个高度免疫抑制的微环境中，这使得免疫系统难以有效地对抗肿瘤。此外，肿瘤细胞还拥有多重免疫逃逸机制，这些机制帮助肿瘤细胞躲避免疫系统的攻击。因此，开发和构建一种能够克服这些障碍的有效疫苗策略，对于神经母细胞瘤的治疗来说，是一个极具挑战性的任务。

333. 神经母细胞瘤的预后情况如何？

在经过治疗之后，对于那些被诊断为低危和中危的神经母细胞瘤患者来说，他们的5年生存率可以达到90%。然而，对于那些被归类为高危的患者，情况则显得较为严峻，因为超过50%的患儿在治疗后仍然面临着疾病进展或复发的风险。而高危患者的 5 年总生存率约只有 50%，这表明他们在与疾病斗争的过程中仍然面临着巨大的挑战。

334. 神经母细胞瘤术后会复发吗?

尽管经过积极的治疗措施，包括化疗、手术和放疗等，大多数被诊断为高危型的神经母细胞瘤患者仍然面临着复发或病情进展的严峻现实。这种情况凸显了对于这一疾病治疗策略的迫切需求，期望能够找到更为有效的治疗方案，从而提高患者的治愈率和生存质量。

二、纵隔卵黄囊瘤

335. 什么是纵隔卵黄囊瘤?

原发性纵隔卵黄囊瘤是一种高度恶性的生殖细胞肿瘤，以卵黄囊分化为特征。这种疾病在临床上较为罕见，主要影响婴幼儿和青年男性，且肿瘤通常位于前纵隔区域。

336. 纵隔卵黄囊瘤的流行病学特征是什么?

原发性纵隔卵黄囊瘤发病年龄的分布呈现出一种独特的双峰模式，主要集中在两个特定的年龄段。这两个年龄段分别是婴幼儿期及青春期之后的时期。值得注意的是，在青春期之后的这个年龄段，这种疾病几乎只发生在男性患者身上。具体来说，发病的年龄范围在 15 ～ 59 岁，而平均的发病年龄约在 30 岁。

337. 纵隔卵黄囊瘤的病因是什么?

纵隔卵黄囊瘤是一种罕见的肿瘤，其病因通常涉及多种因素的综合作用。这些因素包括遗传因素、环境因素、内分泌失调、病毒感染及免疫功能失调等。遗传因素可能与特定的基因突变或家族遗传史有关，而环境因素可能涉及接触某些化学物质或放射性物质（如苯并芘、亚硝胺、X 线、γ 射线等）。内分泌失调指的是体内激素水平的异常，这可能影响细胞的生长和分化。特定类型的病毒感染已被研究显示与肿瘤的发生有关。此外，免疫功能失调，即免疫系统无法正常识别和清除异常细胞，也可能导致肿瘤细胞的形成和增殖。

338. 纵隔卵黄囊瘤的典型症状有哪些?

当肿瘤体积增大时，患者可能会有胸部疼痛、呼吸不畅、咯血或痰中带血等症状。若肿瘤压迫气管，可能会导致刺激性干咳和呼吸困难。此外，患者可能会感到疲乏无力、口唇和颜面苍白、体重减轻及体温升高。随着肿瘤的进一步增大，若压迫食管，可能会导致吞咽困难。肿瘤压迫喉返神经可能引起声音嘶哑，侵犯肋间神经则可能引起肋间神经疼痛。当肿瘤压迫上腔静脉时，可能出现颜面部和胸部水肿、颈静脉怒张等临床表现。

339. 纵隔卵黄囊瘤的诊断方法是什么?

纵隔卵黄囊瘤的诊断方法包括体格检查、影像学检查、实验室检查和病理学检查。体格检查涉及对患者进行触诊，以观察是否存在锁骨上淋巴结肿大、结节性病变或内脏受累等迹象。影像学检查包括 X 线检查、计算机断层扫描（CT）、磁共振成像（MRI）和 B 超。实验室检查涉及肿瘤标志物，如血清中的甲胎蛋白和乳酸脱氢酶水平，以及脑脊液检查，若显微镜下发现肿瘤细胞则可确诊。病理学检查通过组织病理活检不仅可以确诊卵黄囊瘤，还能评估病情严重程度。

340. 纵隔卵黄囊瘤的鉴别诊断有哪些?

（1）纵隔生殖细胞肿瘤中的其他类型：如畸胎瘤。畸胎瘤通常含有多种组织成分，如骨骼、牙齿、油脂等，影像学表现和病理特征与纵隔卵黄囊瘤有所不同。

（2）纵隔内的其他恶性肿瘤：如胸腺癌。胸腺癌的细胞形态和免疫组化特点与纵隔卵黄囊瘤存在差异，且发病部位和临床表现也不尽相同。

（3）淋巴瘤：淋巴瘤往往是全身性疾病的一部分，可伴有淋巴结肿大等症状，通过病理活检和免疫组化分析可以区分。

（4）纵隔内的转移性肿瘤：也应纳入鉴别范围。需要详细了解患者的病史和原发肿瘤的情况，结合影像学和病理学检查来判断。

341. 纵隔卵黄囊瘤什么情况下采取手术治疗?

确诊为该疾病且肿瘤未广泛扩散时，手术应作为首选治疗方法，目的是切除肿瘤组织，缓解症状，并尽可能提升患者的生存率。影像学检查显示肿瘤压迫周围器官或血管，导致患者出现呼吸困难、吞咽困难或胸痛等症状时，手术能迅速缓解这些症状，提升患者的生活质量。对于部分复发或转移的纵隔卵黄囊瘤患者，若肿瘤病灶局限且身体状况允许，手术治疗亦可作为选择，以延长生存期。然而，由于瘤体可能巨大并侵犯邻近器官或远处转移，直接手术风险高且创伤大，因此多数患者难以实现完全切除肿瘤。手术治疗的具体方案需由专业医生根据患者具体情况制订。

342. 纵隔卵黄囊瘤什么情况下采取化疗?

纵隔卵黄囊瘤患者在特定情况下会考虑化疗，肿瘤扩散或手术无法彻底切除时，化疗旨在抑制肿瘤生长，延长生存期。化疗也用于手术前后，减少复发和转移风险，术前化疗可缩小肿瘤，提高手术成功率；术后化疗清除残留肿瘤细胞。对于化疗敏感患者，化疗能缓解症状，提高生活质量。铂类药物为核心的联合化疗方案是首选，如博来霉素加依托泊苷加顺铂、异环磷酰胺加依托泊苷加顺铂。但化疗有副作用，如恶心、呕吐、脱发，效果因人而异。化疗方案和疗程应由医生根据患者情况制订，并监测反应和疗效。

343. 纵隔卵黄囊瘤什么情况下采取靶向治疗?

当患者对传统化疗方案反应不佳或产生耐药性时，靶向治疗提供了一种新的治疗选择。对于某些具有特定基因突变或蛋白质表达异常的纵隔卵黄囊瘤患者，靶向治疗可能具有更好的疗效。然而，靶向治疗药物的选择和使用需要依据患者的具体病情和基因检测结果来确定，以确保治疗的有效性和安全性。纵隔卵黄囊瘤的靶向治疗有潜力成为新的治疗手段，但目前应用尚不广泛，仅有少数有效案例报道。因此，纵隔卵黄囊瘤患者是否适合靶向治疗，应由专业医生进行综合评估后决定。

344. 纵隔卵黄囊瘤什么情况下采取免疫治疗?

当患者对化疗和靶向治疗均反应不佳或病情持续进展时，免疫治疗可能成为一种潜在的治疗选择。对于某些纵隔卵黄囊瘤患者，尤其是那些存在免疫微环境异常或免疫系统功能低下的患者，免疫治疗可能激发免疫系统的抗肿瘤活性，从而控制病情进展。然而，免疫治疗的选择和使用同样需要依据患者的具体病情、身体状况和免疫状态来确定。纵隔卵黄囊瘤的免疫治疗目前仍处于研究和探索阶段，其疗效和安全性尚需进一步验证。

因此，纵隔卵黄囊瘤患者是否适合免疫治疗，应由专业医生进行综合评估后决定。

345. 纵隔卵黄囊瘤的预后情况如何?

卵黄囊瘤具有较高的恶性程度，但对化疗药物较为敏感。早期患者的5年生存率可超过90%，大多数患者的生存时间在5～10年。若确诊时卵黄囊瘤已属中晚期或早期发生转移，患者的生存时间会显著缩短。

346. 纵隔卵黄囊瘤术后会复发吗?

纵隔卵黄囊瘤术后可能会复发，复发的主要原因包括分期较晚、肿瘤标志物指数异常和未规范治疗等。经过综合规范治疗，生存率较高，复发率较低。儿童卵黄囊瘤不同部位的总体复发率为11.1%，死亡率为7.4%，10年总体生存率可达91.7%。

三、纵隔和膈肌恶性肿瘤的自我管理

347. 在纵隔和膈肌恶性肿瘤化疗期间，日常生活中应该注意什么?

在纵隔和膈肌恶性肿瘤化疗期间，由于身体抵抗力可能会降低，建议摄取富含营养的食物，例如牛奶、鸡蛋和瘦肉，以补充身体所需营养，增强抵抗力，促进病情恢复。由于化疗药物可能引起胃肠功能减弱，应避免辛辣和油腻食物，以防加重胃肠道负担，导致腹痛、腹胀和恶心等不适。此外，应确保充分休息，保证睡眠质量，避免过度劳累，并保持积极的心态，减少精神压力。

348. 纵隔和膈肌恶性肿瘤术后何时可以进行运动锻炼?

纵隔和膈肌恶性肿瘤手术后，患者通常在3天内可以开始下床活动，并在1周内恢复到可以行走较远距离的状态。然而，对于体质较差或伴有严重并发症的患者，下床活动的时间可能会相应延后。出院后，一般建议在3个月内，患者可以逐步恢复散步、慢跑、游泳等运动，以帮助恢复正常的体质。

第三章

良性肿瘤

第一节　上呼吸道良性肿瘤

一、鼻咽部良性肿瘤

349. 鼻咽部良性肿瘤有哪些?

鼻咽部良性肿瘤包括鼻咽血管纤维瘤、乳头状瘤、神经源性肿瘤、脂肪瘤等。

鼻咽血管纤维瘤是一种良性肿瘤，常见于青春期男性，以血管和纤维组织增生为特征，常表现为反复鼻出血及鼻腔阻塞。鼻咽部乳头状瘤多由人类乳头状瘤病毒（HPV）感染诱发，好发于儿童及青壮年，表面呈乳头状突起，需警惕局部复发倾向。鼻咽部神经鞘瘤起源于神经鞘细胞，多呈圆形或椭圆形，可能导致鼻塞、流涕等局部压迫症状，影像学可见边界清晰的肿块。鼻咽部脂肪瘤由成熟脂肪细胞构成，表现为柔软、可移动的无痛性肿块，生长缓慢且质地均一。内翻性乳头状瘤好发于 50 ～ 70 岁人群，常见于鼻侧壁及鼻窦，虽多为良性，但体积较大时存在潜在恶变风险，需结合病理与影像学检查评估其侵袭性。上述病变均需通过组织活检、影像学（如 CT/MRI）及 HPV 检测明确性质，以制订个体化治疗方案。

350. 鼻咽部良性肿瘤典型症状有哪些?

鼻咽部良性肿瘤症状主要为局部占位和邻近结构压迫。常见症状有单侧鼻塞、持续性流涕和反复鼻出血。肿瘤压迫咽鼓管可引起耳闷、耳鸣和听力下降；侵犯颅底或神经时，可能引起头痛。肿瘤扩展至眼眶可导致复视、眼球突出和视力下降；若影响动眼神经，可能表现为眼睑下垂。肿瘤体积大时，可能引起面部畸形或吞咽不适。症状严重程度与肿瘤位置、生长速度有关，部分患者早期症状不明显。出现相关症状时，应及时检查并结合病理活检确诊，制订个性化治疗方案。

351. 鼻咽部良性肿瘤如何诊断?

诊断鼻咽部良性肿瘤需多模态检查确定病变性质和范围。鼻咽镜检查可直观评估肿瘤形态和毗邻关系。CT 显示骨质破坏，MRI 精准识别肿瘤与周围结构边界，在术前规划中很重要。确诊依赖活检组织病理学检查，明确肿瘤类型。部分病例需血液肿瘤标志物检测辅助鉴别诊断。复杂病例需多学科会诊，综合分析临床、影像学表现及分子检测结果，排除恶性肿瘤或侵袭性病变可能。

352. 鼻咽部良性肿瘤的病因是什么?

鼻咽部良性肿瘤的成因复杂，涉及先天因素、感染、环境等。先天性因素包括鼻咽血管纤维瘤与青春期颅底胚胎残余组织异常增殖相关，可能受雄激素调控。部分肿瘤与 EB 病毒感染有关，可能促进肿瘤形成。遗传易感性也重要，家族聚集病例提示基因突变或染色体异常可能增加风险。环境因素如电离辐射、化学物质或空气污染物可能诱发黏膜增生。慢性炎症刺激和不良生活习惯也可能促进肿瘤生长。不同病理类型的肿瘤成因不同，预防肿瘤需综合考虑这些因素。

353. 鼻咽部良性肿瘤什么情况下采取手术治疗?

对于鼻咽部良性肿瘤，当其体积增大导致显著症状，如鼻塞、呼吸困难、耳鸣、听力减退，或对周围组织施加压力，例如引起分泌性中耳炎或面部神经压迫症状时，以及肿瘤有恶变风险或生长过快可能威胁健康时，手术治疗是首选。对于鼻咽血管纤维瘤等特定类型肿瘤，由于其可能源自颅底且易出血，发现后通常建议尽快手术。手术计划将基于肿瘤特性和患者健康状况来定制。

354. 鼻咽部良性肿瘤会恶变吗?

鼻咽部良性肿瘤大多数情况下不会恶变，但仍有极少数患者可能发生恶变，特别是乳头状瘤的患者，因此，对于鼻咽部良性肿瘤患者，需要定期进行影像学检查和组织活检，特别是对于有人乳头瘤病毒（HPV）感染史的患者，应监测肿瘤的变化，如果肿瘤在短期内迅速增大，应及时采取相应的治疗措施，如手术切除。

二、咽喉部良性肿瘤

355. 咽喉部良性肿瘤有哪些种类？

乳头状瘤是最常见的类型，多见于儿童及成人，儿童患者多与 HPV-6/11 型感染相关，常表现为声带或喉室带表面带蒂的菜花样新生物，易复发但极少恶变；成人型则与吸烟、慢性炎症刺激相关。血管瘤分为毛细血管型与海绵状血管瘤，青少年多见，好发于声门上区，表面呈紫红色结节，可导致声嘶或咯血，需警惕自发性出血风险。纤维瘤多源于声带前中部黏膜下层，质地坚韧、边界清晰，生长缓慢且极少恶变，典型症状为渐进性声嘶。神经纤维瘤多为孤立性病变，起源于喉返神经或迷走神经鞘膜，表现为声带黏膜下的光滑隆起，较大时可压迫气道引起呼吸困难；若合并神经纤维瘤病（NF1），则提示多发性病变可能。此外，脂肪瘤、软骨瘤及腺瘤等偶见，需结合喉镜、影像及病理活检明确诊断。

356. 咽喉部良性肿瘤的症状有哪些？

咽喉部良性肿瘤症状多样，早期可能不明显，随着病情发展可出现声音嘶哑、咽喉异物感、吞咽困难等症状。肿瘤若向气道生长，可能引起呼吸困难；若影响咽鼓管，可能导致耳部问题。血管瘤可能引起痰中带血，神经源性肿瘤可能引起干咳。以上症状严重程度与肿瘤生长速度相关，确诊需通过喉镜、影像学检查和病理活检，早期干预可预防并发症。

357. 咽喉部良性肿瘤的诊断方法包括哪些？

诊断咽喉部良性肿瘤需综合多维度检查。喉镜是关键，观察肿瘤形态、基底范围及黏膜特征，评估声带活动和气道通畅性，初步区分血管性和实体性病变。CT 显示肿瘤对骨性结构的影响，适用于评估浸润范围。MRI 高分辨率可定位肿瘤与周围组织关系，对神经源性或脂肪瘤鉴别有优势。确诊依赖组织病理学检查，通常结合免疫组化明确肿瘤类型。对于血供丰富病变，术前需血管造影评估供血动脉情况，避免大出血。超声检查适用于浅表肿瘤筛查。诊断需结合患者症状、病程和影像特征，必要时多学科协作制订治疗方案。

358. 咽喉部良性肿瘤的病因是什么?

咽喉部良性肿瘤的成因包括 HPV 感染、血管源性肿瘤、激素水平异常、免疫功能障碍和慢性理化刺激等。HPV 感染是喉乳头状瘤的主要病因，特别是 HPV-6/11 型与儿童复发性乳头状瘤有关。血管源性肿瘤可能与 VEGF 信号通路激活或 *PIK3CA* 基因突变有关。激素水平异常可能促进某些肿瘤生长，如喉血管纤维瘤常见于青春期男性，妊娠期喉部血管瘤增大与雌激素水平波动有关。免疫功能障碍会增加 HPV 相关乳头状瘤的风险。慢性理化刺激可能导致黏膜损伤和修复异常，促进纤维瘤或炎性息肉形成。遗传因素在神经源性肿瘤中起关键作用，约 10% 的喉神经纤维瘤与 *NF1* 基因突变有关。因此，临床诊断需综合病史、分子检测和环境暴露评估。

359. 咽喉部良性肿瘤什么情况下采取手术治疗?

咽喉部良性肿瘤的手术指征应综合考虑肿瘤特性及临床影响。症状明显者，如肿瘤导致呼吸困难、声嘶或吞咽困难，应优先手术。影像学显示肿瘤有侵袭风险时，即使症状轻微也应干预。保守治疗无效，如肿瘤持续增大或反复出血、感染影响生活质量，也应手术。疑似恶变的肿瘤需扩大切除。手术方式根据肿瘤特性选择，如支撑喉镜下激光切除或开放手术。需评估患者心肺功能、麻醉耐受性及术后发声需求，儿童患者需注意术后复发风险。手术旨在最小创伤下根治肿瘤，同时保留咽喉功能。

360. 咽喉部良性肿瘤会发生恶变吗?

咽喉部的良性肿瘤虽然通常生长速度较慢，但若长期存在于人体内，可能会对周围的组织结构造成一定的压迫和影响，从而有可能增加肿瘤恶变的风险。因此，对于咽喉部的良性肿瘤，应进行密切的监测和跟踪，观察其大小、形态及生长速度的变化。通过定期的医学检查和必要的影像学评估，医生能够及时发现肿瘤的任何异常变化。一旦发现肿瘤有恶变的迹象或对周围组织产生不良影响，就需要采取适当有效的医疗干预措施。

三、上呼吸道良性肿瘤的自我管理

361. 上呼吸道良性肿瘤在日常生活中应注意什么?

首先，保持良好的生活习惯至关重要，包括充足的睡眠、均衡的饮食及适度的运动，这些都有助于增强身体的免疫力，从而更好地延缓疾病的进展。其次，患者应避免接触可能刺激呼吸道的物质，如烟雾、尘埃和有害气体等。这些物质可能会刺激肿瘤生长，增加恶变的风险。因此，在空气质量不佳的环境中，患者应佩戴口罩以减少有害物质的吸入。此外，定期进行医学检查必不可少。通过定期复查，医生可以及时了解肿瘤的变化情况，从而制订更为精确的治疗计划。同时，患者也应密切关注自己的身体状况，如出现咳嗽、呼吸困难等不适症状时，应及时就医并告知医生病史。

362. 上呼吸道良性肿瘤需要定期复查吗?

尽管上呼吸道良性肿瘤生长缓慢，但它们仍可能对周围组织或器官施加压力，影响其正常功能。因此，对于上呼吸道良性肿瘤的患者，定期门诊复查对于监测肿瘤的生长状况至关重要，一般良性肿瘤的患者在复查时会检查肿瘤的大小、形态、密度等，观察肿瘤的生长情况，有助于及时发现并处理可能出现的并发症或病情变化。

第二节　下呼吸道良性肿瘤

一、气管支气管良性肿瘤

363. 气管支气管良性肿瘤包括哪些类型?

气管支气管良性肿瘤包括：①错构瘤，这是最常见的气管支气管良性肿瘤；②软骨瘤，起源于支气管的软骨组织；③纤维瘤，由纤维组织构成，常见于支气管壁；④平滑肌瘤，由平滑肌细胞组成，常见于支气管；⑤血管瘤，由血管组织构成；⑥脂肪瘤，由脂肪细胞组成。

364. 气管支气管良性肿瘤的病因是什么?

①病毒感染：尤其是人乳头瘤病毒，这种病毒可诱发气管支气管鳞状上皮乳头状瘤；②长期大量吸烟：这被认为是气管支气管鳞癌的一个主要危险因素；③遗传因素：气管肿瘤的发生可能与基因或染色体的变异相关；④环境因素：包括大气污染、环境破坏、重金属暴露和电离辐射等，这些都可能与气管肿瘤的发生有关；⑤生活习惯：不健康的生活方式，如

长期熬夜、饮食不规律及偏好高盐高脂食物等，可能降低呼吸道的免疫力，从而增加气管肿瘤的发病风险。

365. 气管支气管良性肿瘤的症状有哪些?

咳嗽，最初可能表现为轻微的咳嗽，但随着肿瘤体积的增大，咳嗽可能会变得更加频繁和剧烈。呼吸困难，当肿瘤严重阻塞气道时，患者可能会感到气短、呼吸困难。胸痛，如果肿瘤位于气管支气管较为狭窄的区域，可能会引起胸痛。喘鸣音，当大气道受到阻塞时，可能会产生喘鸣音。

366. 如何诊断气管支气管良性肿瘤?

①病史询问：详细询问患者病史，为诊断提供参考；②体格检查：听诊时可能发现哮鸣音或干鸣音；③影像学检查：特别是胸部计算机断层扫描（CT），能够详细显示肿瘤的位置、大小以及与周围组织的关系；④纤维支气管镜检查：可以明确病变的位置、大小，并可行组织活检，这是确诊良性肿瘤的关键步骤；⑤肿瘤因子测定。

367. 气管支气管良性肿瘤什么情况下采取手术治疗?

气管支气管良性肿瘤在特定情况下需考虑手术：若肿瘤体积大，引起严重症状如咳嗽、呼吸困难等，影响生活和呼吸功能，手术可解除气道阻塞，缓解症状，提升生活质量。若CT显示肿瘤与周围组织关系紧密，有恶变风险或肿瘤迅速增大，提示需及时手术，防止恶化或转移。对于位置特殊、形态不规则或有恶变倾向的良性肿瘤，即使无症状，医生也可能建议手术预防并发症和降低风险。

368. 气管支气管良性肿瘤会恶变吗?

气管支气管良性肿瘤生长速度相对缓慢，通常不会侵蚀和破坏邻近组织器官，对人体的危害相对较小，但某些良性肿瘤，在特定条件下可能会转变为恶性，这种恶变通常发生在肿瘤较大或生长迅速的情况下，此时需要手术切除治疗，尤其是当肿瘤引起临床症状或影响呼吸功能时。因此，对于气管支气管良性肿瘤的患者，仍需遵医嘱定期复查，监测肿瘤变化，及时处理。

369. 气管支气管良性肿瘤什么情况下采取气管镜下介入治疗?

当气管支气管良性肿瘤引起明显的临床症状，如咳嗽、呼吸困难、喘鸣等，且肿瘤位置适宜、大小适中，未对周围组织造成广泛浸润时，可以考虑采用气管镜下介入治疗。这种治疗方法通常适用于良性肿瘤，旨在通过气管镜直接观察并处理肿瘤，以减轻症状、改善呼吸功能。气管镜下介入治疗包括肿瘤切除、激光消融、冷冻治疗等手段，具体选择需根据患者的具体情况和医生的判断来决定。然而，对于肿瘤较大、位置复杂或已对周围组织造成广泛破坏的情况，可能需要考虑其他治疗方法，如开放手术或综合治疗等。

370. 发现气管支气管良性肿瘤需要及时治疗吗?

气管支气管良性肿瘤虽然生长缓慢，但如果不及时治疗，肿瘤可能会逐渐增大，可能会部分或完全阻塞气道，导致患者出现呼吸困难、咳嗽、声音嘶哑等症状，影响生活质量，严重时可危及生命。因此，对于确诊气管支气管良性肿瘤的患者，根据肿瘤的大小、位置和患者的整体健康状况，医师会建议定期复查、药物治疗或手术治疗。

二、肺部上皮来源的良性肿瘤

371. 肺部上皮来源的良性肿瘤有哪些?

肺部上皮细胞来源的良性肿瘤包括：①肺硬化性血管瘤，起源于呼吸道上皮的良性肿瘤，手术治疗后预后良好；②透明细胞瘤，其瘤细胞内富含糖原，主要见于成年人，手术切除后通常可以治愈；③黏液瘤，肺部黏液瘤较为罕见，主要位于肺实质内，好发于成年女性。

372. 肺部上皮来源的良性肿瘤的症状有哪些?

①咳嗽：由于肿瘤位于支气管内，可能会引起持续性或阵发性的咳嗽；②呼吸困难：随着肿瘤的增长，可能会阻塞气道，导致呼吸不畅；③胸痛：肿瘤可能刺激胸膜或胸壁，引起胸痛，这种疼痛通常在深呼吸或咳嗽时加剧；④声音嘶哑：如果肿瘤影响到声带，可能会导致声音嘶哑；⑤杵状指：患者长期缺氧，可能导致手指末端异常膨胀，称为杵状指；⑥胸腔积液：如果肿瘤阻塞了淋巴管，可能会导致胸腔积液。

373. 肺部上皮来源的良性肿瘤的诊断方法有哪些?

肺部上皮来源的良性肿瘤的诊断主要依赖于影像学检查和病理学检查。计算机断层扫描（CT）是诊断肺部肿瘤的主要手段之一，良性肿瘤通常表现为边缘光滑、边界清晰的特点，与周围组织分界明显。组织病理学检查是通过对病变部位取出的肿瘤组织进行检验来诊断肿瘤性质的方法，可以直接观察细胞形态、结构等，准确判断肿瘤的良恶性。

374. 肺部上皮来源的良性肿瘤什么情况下采取手术治疗?

以下情况下通常需要考虑手术治疗：当肿瘤体积较大，压迫周围器官，引起明显的临床症状，如严重的呼吸困难、持续的胸痛或影响到患者的日常生活质量时，手术成为必要选项。此外，若良性肿瘤存在恶性转化的风险，或者影像学检查无法明确排除恶性可能，尽管病理检查结果为良性，医生也可能建议采取手术治疗，以确保彻底去除病灶，防止潜在恶变。手术的具体方式会根据肿瘤的位置、大小和患者的整体健康状况来确定。

375. 肺部上皮来源的良性肿瘤会恶变吗?

肺部上皮来源的良性肿瘤有可能会发生恶变。这些肿瘤虽然大多数情况下生长缓慢，且在初期可能不会表现出明显的症状，但它们仍然有可能在某些情况下转变为恶性肿瘤。因此，尽管这些良性肿瘤在体检时被偶然发现，患者仍需保持警惕，因为它们潜在的恶变风险不容忽视。为了确保健康安全，患者需要定期进行门诊复查，通过医学监测来跟踪这些肿瘤的任何变化，以便及时发现并处理可能出现的任何不良后果。

三、肺部间叶来源的良性肿瘤

376. 肺部间叶来源的良性肿瘤有哪些?

肺部间叶来源的良性肿瘤包括：①肺纤维瘤，这是一种常见的良性间叶性肿瘤，通常生长缓慢，但也存在恶变的风险；②肺平滑肌瘤，起源于肺支气管、血管、淋巴管或肺周围实质平滑肌的良性肿瘤；③肺软骨瘤，起源于软骨组织的肿瘤；④畸胎瘤，这是一种纵隔内的良性肿瘤，可原发于肺内。

377. 肺部间叶来源的良性肿瘤的症状有哪些?

①咳嗽：由于肿瘤压迫呼吸道，患者可能会出现反射性咳嗽。②呼吸困难：随着肿瘤的生长，患者可能会出现呼吸困难。在严重的情况下，可能会出现“三凹征”，即患者在呼吸时锁骨上窝、胸骨上窝、肋间隙明显凹陷。③胸痛：肿瘤可能对周围组织造成压迫，引起胸痛。④胸腔积液：当肿瘤压迫淋巴管，导致淋巴回流受阻时，可能引起胸腔积液。⑤其他症状：部分患者可能会出现发热、咳脓痰等症状，这可能是由于肿瘤压迫增加了微生物感染的风险，引起阻塞性肺炎。

378. 肺部间叶来源的良性肿瘤的诊断方法有哪些?

肺部间叶来源的良性肿瘤通常生长缓慢，早期无明显临床症状。当肿瘤较大或压迫周围组织时，可能出现咳嗽、胸痛、呼吸困难等症状。计算机断层扫描（CT）是诊断肺部肿瘤的重要手段，通常表现为边缘光滑、边界清晰的结节或肿块。通过支气管镜或经皮穿刺等方式获取肿瘤组织进行病理学检查，是确诊肿瘤性质的金标准。

379. 肺部间叶来源的良性肿瘤什么情况下采取手术治疗?

肺部间叶来源的良性肿瘤是否需要手术治疗，通常取决于肿瘤的具体情况，如果肺部间叶来源的良性肿瘤较小且稳定，同时并没有引起任何症状，可以不行手术治疗，而是密切观察，定期进行肺部影像学检查，如胸部计算机断层扫描（CT）等。如果肿瘤逐渐增长或出现压迫症状如咳嗽、胸闷、气短、胸痛等症状时，建议进行手术治疗。

380. 肺部间叶来源的良性肿瘤会恶变吗?

肺部间叶来源的良性肿瘤一般不会发生恶变，良性肿瘤通常生长缓慢，边界清晰，不会扩散到身体其他部位，然而，在某些情况下，良性肿瘤有可能会发生恶变，尤其是当存在长期的致癌物质暴露（如吸烟、接触石棉等）、基因突变或治疗不彻底等因素时，因此，对于这些患者来说，定期进行门诊随诊是至关重要的。通过定期的随诊，医生可以密切观察肿瘤的任何变化，从而及时采取相应的处理措施，确保患者的安全和健康。

四、肺部软组织来源的良性肿瘤

381. 肺部软组织来源的良性肿瘤有哪些种类?

肺部软组织来源的良性肿瘤包括：①肺血管瘤，这是一种常见的良性肿瘤；②肺纤维瘤，通常生长缓慢；③肺纤维黏液瘤，混合了纤维和黏液成分的肿瘤；④肺颗粒细胞肌母细胞瘤，主要由颗粒细胞和肌母细胞构成；⑤肺错构瘤，一种良性肿瘤，由正常的肺组织与异常组织混合构成；⑥肺平滑肌瘤，起源于平滑肌细胞的肿瘤；⑦肺脂肪瘤，通常生长在肺部的脂肪组织中；⑧肺内纤维瘤，局限于肺内部的纤维性肿瘤；⑨肺神经鞘瘤，由神经鞘细胞构成的肿瘤；⑩肺纤维神经瘤，结合了纤维组织和神经组织的肿瘤；⑪ 肺透明变，一种肺部良性病变；⑫ 肺肉芽肿，由肉芽组织构成的良性肿瘤。

382. 肺部软组织来源的良性肿瘤的症状有哪些?

肺部软组织来源的良性肿瘤通常不会出现明显症状，但随着肿瘤的生长，可能会出现以下症状。①咳嗽：尤其是在肿瘤压迫或刺激支气管时；②呼吸困难：当肿瘤较大或阻塞呼吸道时，可能导致呼吸困难，严重时可能出现“三凹征”；③胸痛：虽然不常见，但部分患者可能会出现非特异性的胸痛；④发热和咳脓痰：如果肿瘤压迫导致肺内感染，患者可能会出现发热和咳脓痰的症状；⑤咯血：部分良性肿瘤可能导致痰中带血或全口血痰；⑥胸腔积液：当肿瘤压迫淋巴管，造成淋巴回流受阻时，可能引起胸腔积液。

383. 肺部软组织来源的良性肿瘤的诊断方法有哪些?

肺部软组织来源的良性肿瘤的诊断方法主要包括以下步骤。

（1）影像学检查：使用 X 线胸片和计算机断层扫描（CT）可以显示肿瘤的大小、形态、边缘特征及与周围组织的关系。良性肿瘤常呈现为规则类圆形，边缘光滑，密度均匀，有时伴有钙化。这些特征有助于与恶性肿瘤进行区分。

（2）组织学检查：通过病理学检查确定病变的性质。良性肿瘤通常具有分化良好的组织结构，细胞形态接近正常组织。免疫表型和分子检测也可用于进一步确认肿瘤的良恶性。

（3）内镜检查：在某些情况下，可能需要通过内镜进行活检，以取得组织样本进行病理学分析。

384. 肺部软组织来源的良性肿瘤什么情况下采取手术治疗?

手术是治疗肺部良性肿瘤的主要方法，其目的是切除病变组织，同时尽可能保留正常肺组织。手术方式的选择可以根据肿瘤的大小、位置和类型来确定，包括局部切除、微创手术或开胸手术等。对于有症状或存在增大趋势的肿瘤，手术切除通常被认为是首选治疗方法。然而，对于无症状且生长缓慢的良性肿瘤，也可以选择定期随访，不立即进行手术。无论选择何种治疗方式，术后都应进行定期随访，以监测肿瘤的变化。

385. 肺部软组织来源的良性肿瘤会恶变吗?

肺部软组织来源的良性肿瘤有发生恶变的可能性。虽然大多数良性肿瘤不会转变为恶性肿瘤，但在某些情况下，它们可能会发生恶变。例如，肺部的一种常见良性肿瘤——错构瘤，就有报道其发生恶变为黏液腺癌的情况。此外，肿瘤的发生和发展受到多种因素的影响，包括致病因子的长期刺激等。因此，即便是良性肿瘤，也需要定期进行检查和监测，以便及时发现和处理可能发生的恶性变化。

五、肺错构瘤

386. 什么是肺错构瘤?

肺错构瘤，是一种在肺部发现的良性肿瘤，在所有肺部肿瘤中占据相当大的比例，约为 75%。这种肿瘤的形成是由于肺组织在胚胎发育过程中出现异常，导致肺部组织的不正常组合，从而形成瘤样畸形。肺错构瘤的发病人群主要集中在青壮年男性，这是在医学研究中观察到的一个显著特点。虽然肺错构瘤发生癌变的比例极低，但肺错构瘤较难与肺癌鉴别，因此，医生多主张手术切除瘤体组织。

387. 肺错构瘤有哪些特征?

肺错构瘤是一种常见的良性肿瘤，主要影响 40 ～ 70 岁的人群。大多数患者在初期无明显症状，往往在体检时偶然发现。如果肿瘤持续增长，可能会引起压迫症状。在影像学检查中，肺错构瘤通常表现为孤立的圆形阴影。计算机断层扫描（CT）可见病灶内含有钙化和脂肪密度，肺错构瘤的生长速度通常较慢。

388. 肺错构瘤的症状有哪些?

在早期，当病灶较小时，患者通常没有任何症状，往往在体检时被发现。较大的肺错构瘤可能会引起以下症状。①咳嗽和咳痰：这是最常见的症状，由于肿瘤对周围组织的压迫或刺激引起；②咯血：少数情况下，肿瘤可能会破裂导致出血；③气短和胸痛：较大的肿瘤可能会阻塞气道，导致呼吸困难和胸痛；④发热：可能由于肿瘤引起的肺部感染或其他并发症；⑤喘息和呼吸困难：特别是在主支气管或叶支气管内的肿瘤。

389. 肺错构瘤诊断方法有哪些?

肺错构瘤的诊断主要依赖影像学检查和病理学检查。影像学检查中，肺部计算机断层扫描（CT）对肺错构瘤的诊断更为准确，表现为边缘清晰、无明显分叶的结节，若含有脂肪密度则可基本确诊，部分病例伴有钙化。对于影像学检查无法明确诊断的情况，可行手术切除获取病理以明确诊断。病理学检查显示，肺错构瘤主要由软骨样或软骨黏液样组织混合不同比例的其他间充质成分构成，如脂肪组织、黏液纤维结缔组织、平滑肌组织等，并可见纤毛上皮、呼吸上皮内衬的不规则裂隙及腺样结构。

390. 肺错构瘤什么情况下采取手术治疗?

肺错构瘤是一种常见的肺部良性肿瘤，其生长速度缓慢，恶变的可能性极低。无症状的患者可以暂时不进行治疗，但需要定期随访观察。如果肺错构瘤出现临床症状，或者难以与肺癌区分、存在恶变风险，或患者存在高危因素，应考虑手术切除肿瘤。手术方式包括传统的开胸手术和微创手术，具体选择需根据患者的具体情况和医生的建议。

391. 肺错构瘤会恶变吗?

肺错构瘤通常被视为一种良性肿瘤，其恶变的可能性相对较低，据统计，恶变率仅占0.5%，虽然罕见，但肺错构瘤在特定条件下（如长期未治疗、存在遗传因素、不良生活习惯等），有可能发展为恶性，因此，肺错构瘤患者仍需定期复查随访。当出现影像学特征不典型、难以与恶性肿瘤相鉴别、患者精神心理负担大、病灶直径大于25mm或增长趋势明显，或具有复发倾向等情况时，可以考虑手术治疗。

六、肺畸胎瘤

392. 什么是肺畸胎瘤？

肺畸胎瘤是一种罕见的良性肿瘤，起源于肺部的胚胎组织。这种肿瘤通常包含多种成分，如脂肪、毛发、皮肤组织等，有时还可能包含未成熟的神经组织。

393. 肺畸胎瘤有哪些特征？

肺畸胎瘤是一种罕见的生殖细胞肿瘤，大多数为良性，但也有少数会恶变。它主要发生在儿童和青壮年人群中。临床上，咳出毛发或油脂样组织是该病的一个标志性症状。在影像学检查中，肺畸胎瘤通常呈现为边界清晰的肿块，病灶内含有多个胚层发生的组织，包括外胚层的皮肤、毛发、神经细胞、牙齿；中胚层的横纹肌、平滑肌、血管、软骨等；内胚层的支气管上皮、肠上皮等。

394. 肺畸胎瘤的症状有哪些？

肺畸胎瘤的临床症状并不具有特异性，包括：①咳嗽和咳痰，这是最常见的症状，通常表现为反复的咳嗽和咳痰，痰中可能含有毛发或皮脂样物质；②呼吸困难和气喘，由于肿瘤可能压迫肺组织或影响呼吸功能，患者可能会感到呼吸困难或气喘；③咯血，肿瘤内部可能发生出血，导致咯血；④胸痛，肿瘤可能对周围组织造成压迫，引起胸痛。因此，多数肺畸胎瘤术前诊断较为困难。

395. 肺畸胎瘤诊断方法有哪些？

肺畸胎瘤的诊断主要依赖于临床表现、影像学检查和病理学检查。病理学检查是通过组织活检，或支气管镜，或经皮穿刺获取肿瘤组织进行病理学检查，这是诊断肺畸胎瘤的关键步骤。临床表现主要包括胸痛、咯血、咳嗽、呼吸困难等。影像学检查中，X线胸片可见肺部肿物，边界清晰，可能伴有钙化，而肺部计算机断层扫描（CT）是诊断肺畸胎瘤的重要手段，计算机断层扫描可见实性或囊性肿物，有时可见脂肪组织、钙化或骨化等；

对肿块之内的皮质样物质，毛发及骨化组织进行病理活检，可进一步的确诊该病。

396. 肺畸胎瘤什么情况下采取手术治疗？

肺畸胎瘤是一种罕见的肿瘤，大多数情况下为良性。肺畸胎瘤是否需要手术治疗取决于多个因素，包括肿瘤的大小、症状、生长速度及是否存在恶变倾向，进行病变肺叶切除术通常预后良好。对于较大的恶性畸胎瘤，很少能够完全切除。国外研究显示，肿瘤切除不完全会导致患者的生存率低于 10%。

397. 肺畸胎瘤会恶变吗？

肺畸胎瘤虽然良性居多，但约 1/3 的病例具有恶变可能，并可能转化为肉瘤。因具有恶性转化的肺畸胎瘤对化学疗法和放射疗法有抵抗力，所以，临床上有必要对其进行区分。恶性畸胎瘤多见于前纵隔，发病率较低，尤其是肺畸胎瘤更为罕见，在临床和影像学上表现复杂，容易误诊。因此，畸胎瘤患者需要定期门诊复查，以避免延误病情。

七、下呼吸道良性肿瘤的自我管理

398. 下呼吸道良性肿瘤患者在日常生活中应注意什么？

下呼吸道良性肿瘤的患者在日常生活中应注意以下方面。①饮食调整：选择清淡、温和、易消化的食物，避免辛辣和刺激性食物，以减少对肿瘤生长的刺激；②避免接触刺激性因素：尽量减少接触或吸入刺激性气体和物质，如油烟、化学气体等，以降低对呼吸道的刺激；③保持适度运动：尽管应避免剧烈运动，但适当的轻度运动，如散步、太极拳等，有助于增强体质，提升身体的免疫力；④定期体检：鉴于下呼吸道良性肿瘤可能与遗传和环境因素相关，建议定期进行体检，以便早期发现任何异常；⑤避免吸烟和二手烟：吸烟已被证实是多种呼吸道肿瘤的风险因素，因此应尽量避免吸烟及接触二手烟；⑥保持积极心态：积极乐观的心态有助于身体的康复和健康，减少不必要的精神压力。

399. 下呼吸道良性肿瘤需要定期复查吗？

下呼吸道良性肿瘤是否需要定期复查，主要取决于肿瘤的大小和生长速度。肺部良性肿瘤通常生长缓慢且不会扩散至其他部位，复查的频率可根据具体情况而定。若肿瘤体积较大或生长速度较快，则应增加复查的频率。对于由良性肿瘤引起的肺结节，一般建议每 1 ～ 2 年进行一次复查。此外，定期复查有助于医生及时掌握治疗效果和病情变化，从而调整治疗计划。因此，下呼吸道良性肿瘤患者在医生指导下进行定期复查是十分必要的。

第三节　胸膜良性肿瘤

一、胸膜脂肪瘤

400. 什么是胸膜脂肪瘤?

胸膜脂肪瘤是一种罕见的良性肿瘤，通常在进行影像学检查时被偶然发现。它呈现出光滑的边缘和脂肪密度特征，通常附着于胸膜表面，通过计算机断层扫描（CT）或磁共振成像（MRI）可以明确诊断。这种肿瘤大多无明显症状，往往是在进行其他影像学检查时无意中被发现。

401. 胸膜脂肪瘤有哪些特征?

胸膜脂肪瘤是一种罕见的良性肿瘤，其特征如下：形态通常呈现为卵圆形或双凸透镜状，质地柔软，生长缓慢；较大的肿瘤可能有蒂，位置会随体位改变而移动；而较小的肿瘤则可能随呼吸运动而形态变化。它们通常位于胸膜边缘，凸面向肺部，与胸壁形成钝角。影像学表现为计算机断层扫描显示为边界清晰的均匀脂肪密度肿块（CT 值低于 50 HU），边缘在胸膜边缘处较钝，导致相邻的肺实质移位。脂肪瘤内部密度均匀，有时可见纤维线状影。磁共振成像表现为在 T_1 加权图像上，胸膜脂肪瘤呈现高信号，在 T_2 加权图像上则呈现低信号。病理学特征为显微镜下可见肿瘤由成熟的脂肪细胞构成，并由纤维组织分隔成大小不一的小叶，毛细血管分布不均，有纤维性包膜。病理检查显示肿瘤包膜完整，质地均匀。

402. 胸膜脂肪瘤的症状有哪些?

胸膜脂肪瘤是一种罕见且通常无症状的良性肿瘤，大多数情况下是在影像学检查中偶然发现的。然而，部分患者可能会经历轻微的症状，如胸部不适、胸痛和呼吸短促等。随着肿瘤体积的增大，可能会出现压迫症状，例如呼吸困难。在某些情况下，肿瘤体积的增加还可能引起咳嗽和咳痰等症状。

403. 胸膜脂肪瘤诊断方法有哪些？

胸膜脂肪瘤的诊断方法主要包括影像学检查和病理检查。

（1）影像学检查：①计算机断层扫描（CT）是诊断胸膜脂肪瘤的重要手段。CT 图像上，脂肪瘤通常表现为均匀的脂肪密度，边界清晰，有时可见带状或线条状软组织影。②磁共振成像（MRI）：MRI 技术也可以用于诊断胸膜脂肪瘤，特别是在需要避免有创检查的情况下，MRI 的 sTIR 序列技术可以帮助确认脂肪组织的存在。

（2）病理检查：①穿刺活检。在有液体存在的情况下，可以通过穿刺活检获取组织样本进行病理学检查，以确诊是否为脂肪瘤。②胸腔镜检查。胸腔镜检查可以提供直观的观察，并且可以获取足够的组织样本进行病理分析，是确诊胸膜脂肪瘤的可靠方法之一。

404. 胸膜脂肪瘤什么情况下采取手术治疗？

胸膜脂肪瘤的手术治疗主要在以下情况下考虑。

（1）体积增大：当胸膜脂肪瘤增长较大，可能影响到呼吸或其他胸部功能时，通常建议进行手术治疗。

（2）症状出现：如果脂肪瘤引起症状，如疼痛、不适或其他呼吸问题，且通过非手术治疗方法无法缓解，此时也应考虑手术。

（3）诊断不明确：在无法通过常规检查如超声或计算机断层扫描（CT）确定脂肪瘤的性质时，可能需要手术进行病理检查，以确定是否为恶性病变。

（4）快速增大：如果脂肪瘤在短时间内迅速增大，应引起注意，及时进行手术治疗，以排除恶性变的可能性。

405. 胸膜脂肪瘤会恶变吗？

胸膜脂肪瘤通常被认为是良性肿瘤，恶变的可能性极低。大多数脂肪瘤是良性的，恶变为恶性肿瘤的概率非常小。尽管理论上存在恶变的可能性，但临床上这种情况极为罕见。此外，肺部脂肪瘤几乎不会癌变，因为其组织结构与正常脂肪细胞相似，不存在恶性转化的基因突变。

二、胸膜淋巴管瘤

406. 什么是胸膜淋巴管瘤？

胸膜淋巴管瘤是一种罕见的良性肿瘤，主要由扩张的淋巴管和结缔组织构成。这种肿瘤内含有淋巴液、淋巴细胞或混有血液。根据淋巴管腔隙的大小，淋巴管瘤可以分为大囊型淋巴管瘤、微囊型淋巴管瘤和混合型淋巴管瘤。

407. 胸膜淋巴管瘤有哪些特征？

（1）影像学表现：在计算机断层扫描（CT）影像中，胸膜淋巴管瘤通常呈现为胸膜结节或沿胸膜蔓延的条带状阴影，有时结节与斑片状阴影并存。胸膜局限性增厚，厚度超过 1.0cm，呈现为厚薄不均的饼状，可能伴有胸腔积液。此外，计算机断层扫描还能揭示囊性结构，这些囊性肿块呈圆形、类圆形或分叶状，囊壁薄，囊内液体密度接近水，若囊内出血则可能出现“液－液”分层。

（2）病理特征：在病理学上，胸膜淋巴管瘤是一种良性增生性病变，表现为相互连接的淋巴管网状或囊状结构，生长方式可能表现为浸润性。组织学上，其表现为质地柔软，囊壁薄，囊与囊之间相通，内含淡黄色或透明液体。

408. 胸膜淋巴管瘤的症状有哪些？

（1）呼吸系统症状：患者可能会出现胸痛、呼吸困难、咳嗽或喘息等症状。这些症状可能与肿瘤对周围组织的压迫有关。

（2）全身性症状：一些患者可能会经历疲劳、体重减轻、发热等全身性症状，这些症状可能与肿瘤的广泛影响或继发感染有关。

（3）局部压迫症状：随着肿瘤的增长，可能会压迫邻近的结构，导致相应的压迫症状，如声音嘶哑等。

409. 胸膜淋巴管瘤如何诊断？

诊断胸膜淋巴管瘤主要依赖于影像学检查和病理活检。在影像学检查方面，高分辨率计算机断层扫描（CT）能揭示肿瘤的特征性表现，例如弥漫性肺部囊性病变等。CT 有助于详细描述肿瘤的尺寸、密度和位置，磁共振成像（MRI）则能展示病变的多发性和连续性。CT 淋巴造影（CTL）亦被用于诊断胸腔脓液，并可能指出胸腔静脉或腹部淋巴管高压作为潜在的病理因素。至于病理活检，它是确诊胸膜淋巴管瘤的金标准。通过经支气管镜肺活检或手术肺活检获取的组织样本，进行病理学分析，可以确立最终诊断。

410. 胸膜淋巴管瘤什么情况下采取手术治疗？

（1）严重呼吸困难：当淋巴管瘤体积增大到一定程度，会压迫呼吸道，导致严重的呼吸不畅，这种情况下需要紧急手术以解除呼吸道阻塞。

（2）瘤体体积增大及压迫症状：如果淋巴管瘤快速增大或引起其他压迫症状（如压迫心脏、大血管或气道），影响呼吸和循环功能，同样需要考虑手术治疗。

（3）药物治疗无效或不适用：对于药物治疗（如注射硬化剂）效果不佳或不适用的情况，例如瘤体位置较深或不适用于药物治疗的部位的淋巴管瘤，手术治疗可能是合适的选择。

（4）美观和功能改善：对于一些位于体表的淋巴管瘤，虽然对健康影响不大，但影响美观或造成功能障碍，患者因美观或功能改善需求也可选择手术治疗。手术方式应根据瘤体的类型和位置，以及患者的具体情况综合考虑。

411. 胸膜淋巴管瘤会恶变吗？

胸膜淋巴管瘤是一种良性肿瘤，通常不会发生恶变。淋巴管瘤是由扩张的淋巴管和结缔组织构成的先天性良性肿瘤，内含淋巴液、淋巴细胞或混有血液。根据目前的研究和医学知识，淋巴管瘤不会转变为恶性肿瘤。因此，对于胸膜淋巴管瘤的患者，不需要过分担心恶变的可能性，但定期的医学检查和监测仍然是必要的，以确保病情的稳定和及时发现任何可能的变化。

三、胸膜血管瘤

412. 什么是胸膜血管瘤？

胸膜血管瘤是一种较为罕见的胸部疾病，涉及胸膜组织内的血管异常增生，形成类似肿瘤的病变。这种病变可能由多种因素引起，包括先天性血管发育异常、遗传因素、环境因素、药物副作用及外伤后血管反应等。

413. 胸膜血管瘤有哪些特征?

在影像学上，胸膜血管瘤可能表现为局限性或弥漫性的胸膜增厚，有时伴有胸腔积液。当肿瘤体积较大时，可能出现囊变、坏死，增强扫描表现为不均匀强化。此外，胸膜血管瘤也可能导致胸膜局限性或结节样增厚，并且伴有胸腔积液。在病理学上，胸膜血管瘤的组织学特征可能包括实性巢片状、条索状、窦隙状脉管样及乳头状排列。免疫表型有助于在病理诊断中识别胸膜血管瘤。

414. 胸膜血管瘤的症状有哪些?

胸膜血管瘤的症状可能因肿瘤的大小和位置而异，以下是一些常见的症状。①胸部疼痛和胸闷感：随着胸膜血管瘤的增大，可能会压迫周围组织，导致胸部疼痛和胸闷感；②呼吸困难：肿瘤可能阻塞肺部，影响呼吸功能，导致呼吸困难；③咳嗽：肿瘤刺激胸膜可能引起咳嗽；④咯血：在少数情况下，胸膜血管瘤可能导致血管破裂，出现咯血症状。

由于胸膜血管瘤的症状可能不明显，尤其是在肿瘤较小的时候，因此，如果出现上述症状，建议及时就医进行详细检查和诊断。

415. 胸膜血管瘤如何诊断?

胸膜血管瘤的诊断主要依赖于影像学检查，包括计算机断层扫描（CT）和磁共振成像（MRI）。以下是具体的诊断方法。

（1）CT：是诊断胸膜血管瘤的常用方法。在CT图像上，胸膜血管瘤通常表现为分叶状或不规则的高密度影，密度可能均匀或不均匀。有时可见静脉石，即在血管瘤内形成的钙化点。增强扫描可以显示血管瘤的强化模式，包括轻度不均匀强化、经典的周围型强化或向中央灌注式的强化。

（2）磁共振成像（MRI）：在显示血管瘤内部结构方面更为敏感，尤其是在 T_1WI 上，血管瘤通常表现为低信号。在 T_2WI 上，血管瘤则表现为高信号，且病灶内可能观察到短 T_2 纤维分隔及血栓、静脉石等。磁共振成像（MRI）的增强扫描也能提供关于血管瘤强化模式的信息，有助于区分不同类型的血管瘤。

416. 胸膜血管瘤需要治疗吗?

胸膜血管瘤是否需要治疗，主要取决于血管瘤的大小、症状及对患者生活质量的影响。一般来说，较小的胸膜血管瘤可能不需要立即治疗，尤其是在没有引起明显症状的情况下。然而，随着胸膜血管瘤的增大，它可能会压迫周围组织，影响肺部功能，导致患者出现胸部疼痛、胸闷、呼吸困难、咳嗽及咯血等症状。在这种情况下，医生可能会建议进行手术治疗，如外科切除或微创介入手术。

417. 胸膜血管瘤会出血吗?

胸膜血管瘤确实有可能发生出血。随着胸膜血管瘤的增大，它可能会压迫周围组织，影响肺部功能，导致患者出现胸部疼痛、胸闷、呼吸困难、咳嗽及咯血等症状。因此，如果出现这些症状，应及时就医检查。

四、胸膜纤维瘤

418. 什么是胸膜纤维瘤?

胸膜纤维瘤是一种罕见的间质性肿瘤，通常起源于胸膜间皮层下方的成纤维细胞。这种肿瘤可以分为良性及恶性两种类型。胸膜纤维瘤曾被误认为是局限性胸膜间皮瘤，但现代研究已经证实，它实际上起源于胸膜间皮层下间隙的间叶细胞，而非胸膜间皮细胞。大多数胸膜纤维瘤是良性的，它们生长缓慢，不具备侵袭性，并且在多数情况下不会引起症状。然而，也存在少数恶性病例，这些病例可能会表现出侵袭性和转移性。

419. 胸膜纤维瘤有哪些特征?

胸膜纤维瘤，特别是胸膜孤立性纤维瘤（SFTP），是一种罕见的间叶组织肿瘤，通常源自胸膜间皮层下的成纤维细胞。这种肿瘤可能是良性的或恶性的，但大多数情况下被认为是良性的。在影像学检查中，胸膜孤立性纤维瘤通常表现为边界清晰、轮廓整齐的肿块，常出现在右侧胸腔，大小从几厘米到几十厘米不等。计算机断层扫描（CT）在平扫时，肿块密度可能不均匀，较大的肿块可能会出现坏死或囊性变。增强扫描时，肿块多呈不均匀强化，有时可见点状或杈状血管影。此外，肿瘤与胸膜相连，接触角成钝角，周围肺组织受压移位。在病理学上，良性胸膜孤立性纤维瘤通常呈类圆形或椭圆形，切面灰白色，质地中等或质硬。显微镜下观察，肿瘤细胞呈梭形或卵圆形，胞质浑浊或几乎无，细胞核为卵圆或波浪形，核无显著异型性，几乎无核分裂象。

420. 胸膜纤维瘤的症状有哪些?

胸膜纤维瘤的症状可能因肿瘤的大小和位置而异。在早期，许多患者可能没有明显的症状，肿瘤可能在体检或因其他疾病就诊时偶然发现。然而，随着肿瘤的增长，患者可能会出现一些压迫性症状，如胸痛、胸闷、咳嗽、呼吸困难等。此外，巨大肿瘤可能会压迫邻近组织，导致更严重的症状，如咯血和消瘦。有些病例报告指出，胸膜纤维瘤可能伴有副肿瘤综合征，例如低血糖症和杵状指。这些症状通常与肿瘤体积过大有关。在一些情况下，肿瘤还可能引起恶心、呕吐等症状。

421. 胸膜纤维瘤如何诊断?

胸膜纤维瘤的诊断主要依赖于影像学和病理学检查。在影像学检查中，计算机断层扫描（CT）是关键手段，其图像通常揭示边界清晰的椭圆形或类圆形肿块，密度不均，增强扫描时显示出不均匀的强化现象。CT 还能评估肿瘤的位置、大小及与周围组织的相互关系，为手术计划的制订提供重要信息。至于穿刺活检，超声引导下的粗针穿刺结合免疫组化检查是术前确诊的有效方法。其他诊断技术如正电子发射断层显像－计算机断层扫描（PET–CT），尽管可以评估肿瘤的代谢活性和是否存在远处转移，但在胸膜纤维瘤的诊断中应用有限。胸腔镜检查对于较小的带蒂肿瘤尤为适用，它不仅允许直接观察肿瘤，还能够进行活检以确立诊断。

422. 胸膜纤维瘤什么情况下采取手术治疗?

胸膜纤维瘤（胸膜孤立性纤维瘤）的手术治疗主要在以下几种情况下考虑：当肿瘤体积增大，压迫到主要呼吸器官，导致肺功能受损时，手术切除可能成为必要选择。若肿瘤在体内逐渐增大，引起显著症状如咳嗽、胸痛等，影响日常生活和质量，手术切除亦是推荐的治疗方案。在影像学检查中若发现肿瘤具有恶性特征或其生物学行为与良性肿瘤不符，为了确诊和治疗，可能需要通过手术进行病理学检查。若胸膜纤维瘤在之前已经切除但复发，为了控制病情，手术切除也是必须考虑的选项。手术是治疗胸膜纤维瘤的有效手段，能够有效缓解症状并延长患者的生存期。在决定手术前，建议与医生深入讨论手术的必要性、潜在风险及术后的恢复情况。

423. 胸膜纤维瘤会恶变吗?

胸膜纤维瘤是一种相对少见的肿瘤，根据 WHO 分类，大多数胸膜纤维瘤是良性的，恶变率较低。恶变的情况虽然存在，但较为罕见，通常发生在肿瘤出现转移或局部侵犯时。

五、胸膜良性肿瘤的自我管理

424. 胸膜良性肿瘤患者在日常生活中应注意什么?

培养健康生活习惯是基础，包括避免过度劳累、保证充足休息、合理规划作息。饮食上要注重营养均衡，多吃蔬果，少吃高脂肪和刺激性食物，以增强免疫力，对抗肿瘤。定期健康检查对监测肿瘤变化至关重要，可及时发现异常并采取措施。保持积极心态，乐观面对疾病，有助于减轻心理压力，促进康复。严格遵医嘱，按时服药，积极配合治疗，是自我管理的关键。有不适或疑问时，应及时与医生沟通，制订最佳治疗方案。

425. 胸膜良性肿瘤如何预防？

虽然胸膜良性肿瘤的成因复杂，但采取一些预防措施可以降低患病风险。首先，避免长期接触有害物质，如石棉、重金属等，这些物质已被证实与肿瘤的发生有一定关联。其次，保持室内空气清新，减少空气污染，避免吸入二手烟等有害气体。再者，加强体育锻炼，提高身体素质，增强免疫力，有助于抵抗疾病的侵袭。同时，养成良好的生活习惯，戒烟限酒，也是预防胸膜良性肿瘤的重要措施之一。最后，对于存在家族史的高风险人群，应定期进行胸部计算机断层扫描（CT）等筛查，以便及早发现潜在问题。

426. 胸膜良性肿瘤需要定期复查吗?

对于胸膜良性肿瘤患者，定期医学复查是确保长期健康的关键。复查可帮助医生监测肿瘤变化，评估治疗效果，并指导必要的医疗调整。它还能及时发现肿瘤恶变风险，采取预防措施。患者应与医生合作，制订并遵守复查计划，以掌握健康状况并采取积极措施提升生活质量。规律复查是胸膜良性肿瘤患者积极的健康管理方式，增强与疾病斗争的信心。

第四节 纵隔和膈肌良性肿瘤

一、良性神经源性肿瘤

427. 纵隔神经源性肿瘤的常见类型有哪些？

纵隔神经源性肿瘤是较为常见的纵隔肿瘤，它起源于神经组织，可影响任何年龄段的人群，通常位于后纵隔区域。根据其起源，可以分为三类：起源于神经鞘膜细胞，如神经纤维瘤和神经鞘瘤；起源于交感神经节，如神经节细胞瘤、神经母细胞瘤和神经节母细胞瘤；起源于副交感神经，如副神经节瘤。从良恶性角度区分，良性肿瘤包括神经纤维瘤、神经鞘瘤和神经节母细胞瘤；而恶性肿瘤则包括恶性神经鞘瘤、神经母细胞瘤和交感神经母细胞瘤，以及较为罕见的副交感神经节来源的嗜铬细胞瘤。

428. 所有神经源性肿瘤都是良性的吗？

并非如此，纵隔神经源性肿瘤占纵隔肿瘤的 15% ～ 30%，其中大部分为良性，但恶性肿瘤如神经纤维肉瘤和神经母细胞瘤也存在，较为少见，确诊通常需要通过病理诊断。

429. 神经源性肿瘤会导致气短和咳嗽吗？

纵隔神经源性肿瘤是纵隔中较为常见的肿瘤，它们通常起源于脊神经节，大多数位于后纵隔，少数位于前纵隔。许多患者在肿瘤初期并无明显症状，良性肿瘤往往在体检时被发现。不同位置的肿瘤可能会引起不同的临床症状，包括胸痛、气短、咳痰和胸闷等。

430. 良性神经源性肿瘤会导致咯血吗？

在大多数情况下，良性神经源性肿瘤并不会导致咯血。这是因为良性神经源性肿瘤通常不会侵犯到支气管或气管壁，它们往往生长在其他部位，如神经鞘内，因此，咯血并不是良性神经源性肿瘤的常见症状。如果肿瘤体积较大或者位置特殊，可能会对周围组织产生压迫，引起其他症状，但直接导致咯血的情况较为罕见。

431. 良性神经源性肿瘤如何诊断?

诊断良性神经源性肿瘤通常需要综合考虑临床症状、体征、影像学检查、实验室检查及病理穿刺检查。医生会询问患者是否经历胸痛、咳嗽、呼吸困难等症状，并检查颈部是否有对称性肿胀等体征。胸部计算机断层扫描（CT）和磁共振成像（MRI）检查有助于明确肿瘤的位置和大小，而血液中的肿瘤标志物检测和穿刺取组织活检则有助于确定肿瘤的性质。

432. 良性神经源性肿瘤在什么情况下采取手术治疗?

在大多数情况下，手术治疗被认为是必要的治疗选择。如果不及时进行手术切除，良性神经源性肿瘤有可能会随着时间的推移而逐渐增大，这可能会导致肿瘤对周围组织产生压迫，从而引发一系列压迫症状。此外，尽管良性肿瘤本身不会扩散到身体其他部位，但它们仍然存在恶变的风险，即转变为恶性肿瘤。鉴于这些潜在的风险，手术切除通常被视为主要的治疗手段，以防止肿瘤进一步发展并消除恶变的可能性。

433. 良性神经源性肿瘤会恶变吗?

尽管在大多数情况下，纵隔神经源性肿瘤为良性，但这些肿瘤仍然存在潜在的恶变可能性。在极少数情况下，这些原本良性的肿瘤可能会发生恶变，转变为恶性肿瘤。因此，对于这类肿瘤，我们应当保持高度警惕，并定期进行医学检查和监测，以确保能够及时发现任何可能的恶变迹象。

二、纵隔和膈肌良性肿瘤的自我管理

434. 纵隔和膈肌良性肿瘤患者日常生活中应注意什么?

患者应采取适度的体育活动来提升自身的免疫系统功能，同时避免吸烟和饮酒，因为这些习惯可能会对身体产生不利影响。保持适宜的居住环境，确保空气流通和清洁，有助于减少不必要的健康风险。此外，定期去医院进行复查是至关重要的，这有助于监测肿瘤的任何变化或潜在的扩散情况。通过这些预防措施，可以为医生提供关键信息，以便他们能够根据肿瘤的最新状况调整治疗方案，从而更好地帮助患者。

435. 纵隔和膈肌良性肿瘤如何预防?

戒除烟酒，保持规律的作息时间，适度进行体育活动以提升免疫力。孕妇应特别注意避免烟酒的伤害，并谨慎使用药物。同时，应避免长时间处于空气污染的环境中，保持身心的愉悦，并培养健康的生活习惯。定期进行体检，以便早期发现并及时治疗。

436. 纵隔和膈肌良性肿瘤需要定期复查吗?

纵隔和膈肌良性肿瘤虽然大多数情况下是良性的，但仍需定期进行复查。通过复查，可以及时发现肿瘤是否有增大的趋势，或者是否出现任何异常变化。这对于医生评估病情、制订和调整治疗方案至关重要。因此，患者应遵循医生的建议，定期进行复查，确保病情得到及时有效的监测和管理。

第四章

肿瘤样变

第一节　上呼吸道肿瘤样变

一、鼻部肿瘤样变

437. 什么是鼻部肿瘤样变?

鼻部肿瘤样变是指鼻部出现的一些类似肿瘤的病变，但实际上并非真正的肿瘤。这些病变可能由多种因素引起，包括感染、炎症、过敏反应等。鼻部肿瘤样变可能表现为鼻塞、流涕、嗅觉减退等症状，有时也可能引起疼痛或不适感。这些病变的外观和症状与肿瘤相似，因此容易被误诊为肿瘤。然而，通过详细的医学检查和诊断，可以确定病变的性质和原因，从而采取适当的治疗措施。

438. 鼻部肿瘤样变有哪些种类?

鼻部肿瘤样变根据其病因和病理特点，可以分为多种类型。常见的鼻部肿瘤样变包括鼻息肉、鼻窦炎性肉芽肿、鼻腔囊肿等。鼻息肉是一种由鼻腔黏膜长期慢性炎症刺激而形成的赘生物，通常表现为表面光滑、灰白色或淡红色的半透明肿物，可引发鼻塞、流涕等症状。鼻窦炎性肉芽肿是由鼻窦炎反复发作或治疗不彻底导致的局部肉芽组织增生，可能伴有疼痛、肿胀和分泌物增多等表现。鼻腔囊肿是一种囊性病变，可能由先天发育异常或感染等因素引起，通常无明显症状，但囊肿增大时可压迫周围组织，引发不适。不同类型的鼻部肿瘤样变具有不同的治疗方法和预后，因此准确的诊断对于制订治疗方案至关重要。

439. 鼻部肿瘤样变的病因是什么?

鼻部肿瘤样变的病因复杂多样，可能与多种因素有关。首先，长期的慢性炎症刺激是鼻部肿瘤样变的一个重要诱因。鼻腔黏膜在长时间受到炎症的刺激下，容易发生异常增生，进而形成赘生物，如鼻息肉。其次，感染也是导致鼻部肿瘤样变的一个重要原因。细菌、病毒等微生物的感染可能引发鼻腔和鼻窦的炎症，长期未得到有效治疗，可能导致局部组织发生病变。此外，遗传因素、环境因素及个人生活习惯等也可能对鼻部肿瘤样变的发病产生一定影响。因此，了解并预防这些病因，对于减少鼻部肿瘤样变的发生具有重要意义。

440. 鼻息肉会导致呼吸困难吗?

鼻息肉是鼻腔内的良性增生性病变，可能会导致呼吸困难，但其程度因人而异。症状较轻者，可能只感到鼻腔不适和不畅，不会明显影响正常呼吸。但对于一些重度患者，随着鼻息肉体积逐渐增大时，患者会感觉到呼吸不顺畅，出现鼻塞症状，这种鼻塞可能是单侧的，也可能是双侧的，并且呈进行性加重，从而影响呼吸，甚至引起夜间窒息等严重情况。

441. 鼻息肉会引起鼻出血吗?

鼻息肉有可能引起鼻出血。通常情况下，如果鼻息肉不严重，可能不会引起鼻出血。当鼻息肉较大或表面黏膜较为脆弱时，可能会因为局部刺激、摩擦等原因引起鼻出血。

442. 鼻息肉会发生恶变吗?

鼻息肉在通常情况下不会引发癌变，它属于良性肿瘤。但如果鼻息肉反复复发、多次手术，或伴有鼻窦炎且长期不治疗，高龄患者等情况下，若出现不典型的鼻息肉，或伴有不典型上皮增生，也会有癌变的可能性，但癌变的概率极低。

443. 鼻息肉需要手术治疗吗?

如果鼻息肉体积较小，未引起明显的鼻塞、流涕、嗅觉减退等症状，或者虽然有症状，但在医生的指导下使用药物治疗能够有效控制时，不需要进行手术治疗。如果鼻息肉体积较大，导致严重的鼻塞，影响呼吸，甚至出现头痛、耳部症状、面部变形等，或者引起明显的嗅觉障碍，经药物治疗效果不佳时，通常需要考虑手术治疗。

444. 鼻甲肥大症状有哪些?

鼻甲肥大的患者，在临床上常出现下列症状：鼻塞，流鼻涕，嗅觉减退，前额、鼻梁肿胀和疼痛，打喷嚏和鼻痒，声音改变，鼻出血，以及呼吸不畅等，另外也会导致打鼾。

445. 鼻甲肥大需要手术治疗吗?

鼻甲肥大不一定需要手术。鼻甲肥大通常是炎症长期刺激或者异物刺激引起，急性期可以通过药物消肿，如糠酸莫米松喷雾剂和羟甲唑林喷雾喷鼻，而慢性肥大药物保守治疗效果不好，如果出现呼吸困难、嗅觉障碍等严重并发症，需要在医生的操作下手术治疗。

二、咽喉部肿瘤样变

446. 什么是咽喉部肿瘤样变?

咽喉部肿瘤样变是指咽喉部长出的异常肿块，这些肿块可能是良性的，也可能是恶性的。良性肿块通常生长缓慢，不会扩散到身体其他部位，而恶性肿块则可能迅速生长，并具有扩散到周围组织或器官的能力。咽喉部肿瘤样变可能由多种因素引起，包括吸烟、饮酒、环境污染、病毒感染及遗传因素等。患者可能会出现声音嘶哑、吞咽困难、呼吸困难、咳嗽、颈部肿块等症状。咽喉部肿瘤样变的种类繁多，症状各异，因此一旦发现相关症状，应及时就医进行详细检查，以便早期发现、早期治疗。

447. 咽喉部肿瘤样变有哪些种类?

咽喉部肿瘤样变根据其性质和组织来源，可以大致分为：①良性肿瘤，如声带息肉、喉乳头状瘤等，这些肿瘤生长缓慢，通常不会威胁生命；②恶性肿瘤，包括喉癌、下咽癌等，这些肿瘤可能迅速生长并扩散，严重威胁患者的生命健康。此外，还有一些特殊类型的肿瘤样变，如喉淀粉样变等，这类病变虽然不常见，但也需要引起足够的重视。了解咽喉部肿瘤样变的种类有助于医生制订更精确的治疗方案，提高治疗效果。

448. 咽喉部肿瘤样变的症状有哪些?

咽喉部肿瘤样变除了声音嘶哑、吞咽困难、呼吸困难、咳嗽及颈部肿块等症状外，还可能引发其他一些不适。例如，患者可能会感到咽喉部位有明显的异物感，仿佛有东西卡在喉咙里，难以吞咽或咳出。此外，随着肿瘤的增大，患者还可能出现咽喉疼痛、持续性咳嗽、咯血、颈部淋巴结肿大等症状。这些症状的具体表现和严重程度会因肿瘤的性质、位置和大小而有所差异。因此，对于任何持续或加重的咽喉不适，患者都应及时就医，以便进行专业的诊断和治疗。

449. 什么是腺样体肥大?

腺样体又称咽扁桃体或增殖体，位于鼻咽顶壁与后壁交界处，两侧咽隐窝之间。腺样体肥大是指腺样体因炎症的反复刺激而发生病理性增生。通常发生于儿童，并可能引发耳、鼻、咽、喉等处症状。

450. 腺样体肥大的症状有哪些?

腺样体肥大的症状包括以下几种。①鼻塞流涕：肥大的腺样体会阻塞后鼻孔，导致鼻腔通气不畅，出现鼻塞、流涕等症状。②睡眠呼吸障碍：表现为睡眠时张口呼吸、打鼾、呼吸暂停等。严重时可能会出现憋气、憋醒等情况。③耳部症状：腺样体肥大可能压迫咽鼓管咽口，引起分泌性中耳炎，出现耳闷、耳痛、听力下降等症状。④咽部不适：包括异物感、干燥感、疼痛感等，还可能引起声音嘶哑。⑤腺样体面容：长期张口呼吸可能导致面部骨骼发育异常，形成腺样体面容，如上唇肥厚、牙列不齐、硬腭高拱等。⑥全身症状：腺样体肥大还可能引起全身症状，如营养不良、反应迟钝、注意力不集中、遗尿、夜惊、磨牙等。

451. 腺样体肥大药物治疗有哪些?

药物治疗方面，对于急性炎症引起的腺样体肥大，可以口服抗生素类药物进行消炎治疗，如阿奇霉素、阿莫西林等。如果腺样体肥大不是由急性炎症引起，可以使用鼻用糖皮质激素喷鼻治疗，如糠酸莫米松鼻喷雾剂，以减轻鼻黏膜炎症，缓解鼻塞等症状。此外，抗组胺类药物如盐酸西替利嗪片、氯雷他定片等，也可以用于改善腺样体肥大导致的鼻塞等症状。需要注意的是，药物治疗应在医生指导下进行，且可能无法完全治愈腺样体肥大。

452. 儿童出现腺样体肥大如何处理?

儿童一般在 6 ～ 7 岁时腺样体发育最大，10 岁后会逐渐自行萎缩，成年之后可自行消失，在此期间不会产生张口呼吸、打鼾等表现，这种情况属于生理性肥大，通常不用特殊治疗，更不用进行手术治疗。10 岁后腺样体未自行萎缩，或成年人发病，出现腺样体肥大严重影响呼吸和睡眠，或者引起其他并发症，如分泌性中耳炎、腺样体面容等，需要考虑进行手术治疗。常用的手术方式有腺样体切除术，可以通过鼻内镜进行微创手术，切除肥大的腺样体，从而改善患者的症状和生活质量。

453. 声带结节症状有哪些?

声带结节最典型而常见的症状就是明显的声音嘶哑。通常表现为发音困难、咳嗽、咽部异物感、呼吸急促等症状，当声带结节较大或对喉部产生压迫，引起呼吸困难时，会出现呼吸急促的症状，严重时就可伴随胸闷、喘息等症状。

454. 声带结节需要手术治疗吗?

声带结节是一种良性的增生性疾病，是否需要手术治疗取决于多种因素。一般情况下，声带结节不需要手术治疗，尤其是结节较小、症状不明显时。若结节较大，或引起明显的嗓音障碍、呼吸困难、吞咽困难等症状，可能需要考虑手术治疗。患者的年龄也是考虑因素之一，老年人手术风险相对较高，需综合评估。

三、上呼吸道肿瘤样变的自我管理

455. 鼻息肉患者在日常生活中应注意什么?

应加强体育锻炼，提升身体的免疫力，并推荐使用冷水洗脸等方法。戒除烟酒，预防有毒气体和污染粉尘对鼻咽部的长期刺激。避免用手指抠鼻孔、用力擤鼻涕等不良习惯，以防止感染。饮食宜清淡，避免辛辣刺激性食物，多食用蔬菜和水果。及时治疗鼻、咽部及邻近器官的疾病，防止感染扩散。积极预防感冒，根据季节变化适时增减衣物。避免长期使用血管收缩剂，如鼻炎喷雾等，以防止药物性鼻炎。注意避免接触过敏原，例如花粉、尘螨、动物皮毛等。

456. 鼻甲肥大患者在日常生活中应注意什么？

避免用手挖鼻孔，以防损伤鼻黏膜导致感染。注意保暖，防止受凉，预防上呼吸道感染。鼻塞严重时，可用热毛巾敷于鼻根部以缓解症状。积极参与体育锻炼，增强体质，提高免疫力。若患有慢性鼻炎，应在医生指导下规律用药。远离过敏原，如花粉、动物毛发、灰尘等。保持室内空气清新，避免接触刺激性气体和粉尘。保持鼻腔清洁，可用温生理盐水进行鼻腔冲洗。饮食宜清淡，避免辛辣、油腻、生冷、过甜过咸的食物，多食用蔬菜水果。

457. 腺样体肥大患者在日常生活中应注意什么？

饮食方面，应保持饮食清淡、低脂、易消化，多吃新鲜蔬菜和水果，避免过咸、过油、过辣等刺激性食物。同时，戒烟戒酒。生活方面，应适当进行体育活动，如跳绳、慢跑、游泳等，以增强免疫力。注意开窗通风，保持室内空气新鲜，外出时戴口罩，勤洗手，避免接触过敏原及二手烟、雾霾、粉尘等。在寒冷季节注意鼻部保暖，预防感冒。心理方面，保持积极心态，避免紧张和情绪波动。若出现腺样体面容或胸廓畸形，家属应及时安慰患者，帮助其正确面对疾病。定期观察病情变化，如出现出血、鼻塞、打鼾等症状，应及时就医。

458. 声带结节患者在日常生活中应注意什么？

声音休息，避免过度使用嗓音，如长时间说话或大声喊叫，确保声带得到充分休息。饮食调整，减少或避免辛辣、油腻、烟酒等刺激性食物的摄入，多吃富含维生素和水分的食物，如水果、蔬菜等。改变习惯，戒烟戒酒，避免熬夜，保持良好的作息规律。预防感冒，加强体育锻炼，增强体质，预防感冒等呼吸道疾病，以免加重声带结节症状。及时治疗，如出现声音嘶哑、发音困难等症状，应及时就医，并遵医嘱进行药物治疗或手术治疗。

第二节　下呼吸道肿瘤样变

一、气管和支气管肿瘤样变

459. 气管和支气管肿瘤样变有哪些种类?

气管和支气管肿瘤样变涵盖了良性和恶性肿瘤，以下是几种常见的类型：良性肿瘤包括乳头状瘤、血管瘤、神经纤维瘤、纤维组织细胞瘤、脂肪瘤、软骨瘤、平滑肌瘤、错构瘤；恶性肿瘤包括鳞状细胞癌、腺样囊性癌、类癌、黏液表皮样癌。

460. 气管和支气管肿瘤样变会导致呼吸困难吗?

气管和支气管出现肿瘤样变时，肿瘤可能会占据气道内的空间，导致气管和支气管管腔狭窄。这种狭窄会妨碍空气的正常流通，从而引起呼吸困难。此外，肿瘤若向气管壁外生长，压迫周围组织，也可能间接影响呼吸功能。

461. 气管和支气管肿瘤样变会引起吞咽困难吗?

气管和支气管发生肿瘤样变时，肿瘤若生长到一定程度，可能会压迫周围组织，包括食管。食管受到压迫后，管腔变窄，导致吞咽困难。例如，肿瘤向食管方向生长，直接挤压食管壁，使食管内空间缩小，食物通过时受阻，从而出现吞咽困难的症状。

462. 气管和支气管肿瘤样变什么情况下需要手术治疗?

对于体积较小的良性气管和支气管肿瘤样变，且没有出现明显不适症状时，可以暂时不进行手术治疗，定期复查即可。然而，当气管和支气管肿瘤样变发展到一定程度，可能会引起呼吸困难、咳嗽等症状加重，甚至咯血、窒息等情况，这时就需要通过手术切除病灶，以实现根治。

二、肺结节

463. 什么是肺结节?

肺结节影像学特征为最大直径不超过 3cm 的局灶性、类圆形、密度高于肺实质的实性或亚实性阴影，可以是孤立的或多发的，且不伴随肺不张、肺门淋巴结肿大和胸腔积液。孤立性肺结节通常无明显症状，表现为边界清晰、密度较高、最大直径不超过 3cm，并被含气的肺组织所环绕的软组织影。多发性肺结节常表现为单个肺结节伴随一个或多个结节，一般认为超过 10 个的弥漫性肺结节多为恶性肿瘤转移或良性病变（由感染或非感染因素引起的炎症性疾病）所致。

464. 肺结节的病因是什么？

肺结节的病因复杂多样，可能涉及多种因素。一方面，长期吸烟或吸入二手烟是肺结节形成的重要危险因素，烟草中的有害物质会损伤肺部组织，引发炎症反应，进而可能导致肺结节的产生。另一方面，空气污染、职业暴露于石棉、硅尘等有害物质也是肺结节形成的潜在原因，这些物质在肺部沉积，刺激肺部细胞增生，形成结节。此外，遗传因素、免疫系统疾病及某些感染，如肺部真菌感染、结核菌感染等，也可能与肺结节的形成有关。因此，了解并避免这些潜在病因，对于预防肺结节的发生具有重要意义。

465. 肺结节的发病率如何？

在我国，肺结节的普遍发病率为 10% ～ 20%，特别是在 40 岁以上的成年人群中，这一比例可能会更高。根据一些研究报告，国内肺结节的发病率甚至可能高达 30%。

466. 为何肺结节的发病率持续上升？

环境污染是导致肺结节发病率上升的一个关键因素。现代人的生活方式，如缺乏运动、饮食不均衡、长期熬夜等不健康习惯，可能导致免疫力下降，增加肺结节的风险。长期接触放射性物质、服用某些药物等，也可能损害肺部，引发肺结节。随着医疗技术的进步，尤其是胸部计算机断层扫描（CT）检查的普及，越来越多的肺结节被诊断出来。

467. 肺结节与吸烟有关系吗？

吸烟会导致肺部受到烟雾的刺激，香烟中的尼古丁可引起局部炎症渗出，长期刺激可能导致局部发生炎性机化，形成炎性结节。吸烟产生的烟雾会损害肺组织和支气管黏膜纤毛细胞，降低局部防御屏障功能，使得各种病原菌更易侵袭肺部，导致反复感染，进而形成结节性病变。

468. 肺结节会恶变吗?

肺结节是否恶变成肺癌，主要取决于结节的成因。由肺炎、肺结核或感染引起的肺结节通常不会恶变成肺癌，无须过度担忧，定期复查即可。良性肿瘤形成的肺结节生长缓慢，对身体危害不大，一般不会恶变成肺癌。然而，由恶性肿瘤形成的结节，边界可能不清晰，并且容易形成磨玻璃影像，这种情况下有可能转化为肺癌。若想确认结节是否可能转化为肺癌，最好进行进一步的病理化验检查。一旦确诊为恶性病变，应及早进行手术切除治疗。

469. 肺结节症状有哪些?

肺结节的症状与结节的大小和性质有关，具体如下。首先，良性肺结节若体积较小且为钙化斑，通常患者无明显不适。由感染或良性疾病（如肺炎、肺结核）引起的肺结节，患者可能会出现咳嗽、发热、胸闷等症状，但多数情况下，针对病因治疗后症状会缓解。其次，若肺结节体积较大，边界模糊，表面粗糙，则需通过组织病理检查了解结节性质。若结节内存在癌细胞，通常属于肺部恶性肿瘤，患者可能出现反复刺激性咳嗽、咳痰、乏力、食欲缺乏、呼吸困难、胸闷甚至咯血等症状。

470. 哪些肺结节倾向于良性?

在随访中，若肺结节出现以下变化，多考虑为良性：短期内病灶外部特征变化明显，无分叶或出现极深度分叶，边缘变光整或变模糊；密度均匀或变淡；在密度未增加的情况下病灶缩小或消失；病灶迅速变大，倍增时间＜15天；实性结节病灶2年以上仍然稳定。

471. 哪些肺结节倾向于恶性?

肺结节在随访中出现以下变化时，多考虑为恶性：直径增大，倍增时间符合肿瘤生长规律；病灶稳定或增大，并出现实性成分；病灶缩小，但出现实性成分或其中实性成分增加；血管生成符合恶性肺结节规律；出现分叶、毛刺和（或）胸膜凹陷征。

472. 肺结节能自行消退吗?

大多数肺结节不会自行消退，除非是不需要关注的炎症或以往炎症留下的痕迹，在无症状的情况下，经过 3 ～ 6 个月随访后结节消失。大多数肺结节通常是指各种感染、非感染因素导致的直径≤ 3cm 的结节，一般不会消退。

473. 哪些肺结节需要手术切除?

肺结节是否需要手术治疗，主要取决于结节的性质和大小。具体情况如下：若结节体积较大，如直径超过 8mm，可能对患者造成压迫症状，如咳嗽、咳痰等，可考虑手术治疗。肺结节在复查过程中若发现结节进行性增大，应引起高度警惕，建议及早手术切除，以防止结节增大对患者造成不良影响。一旦通过相关检查明确诊断为恶性肺结节，需及早进行手术切除，并在术后密切复查。

474. 肺结节能进行热消融治疗吗?

热消融治疗是一种新型微创治疗手段，主要通过产生高温实现组织灭活和局部治疗。在肺部亚实性结节治疗中，常用的热消融技术包括射频消融、微波消融和激光消融等方法。热消融治疗适用于以下情况：因心肺功能差或高龄不能耐受手术切除；拒绝行手术切除；外科切除后又新出现的病灶或遗留病灶，患者无法耐受再次手术或拒绝再次手术；多发磨玻璃结节；各种病因导致的胸膜粘连或胸膜腔闭锁；单肺；重度焦虑，经心理或药物治疗无法缓解。

475. 肺结节热消融前还需要穿刺做病理吗?

如果肺结节在影像学表现(如胸部 CT 等)上具有非常典型的良性特征，例如结节边界清晰、形态规则、密度均匀等，且医生根据临床经验高度判断为良性结节，那么在热消融前可能不需要穿刺做病理。若肺结节的影像学特征不典型，例如结节边界不清晰、形态不规则、密度不均匀等情况，则需要穿刺做病理。通过穿刺获取组织进行病理检查，可以明确结节是良性还是恶性，从而确定热消融是否为合适的治疗手段。

三、肺结节病

476. 什么是肺结节病?

肺结节病是一种病因尚不明确的多系统受累疾病，其病理特征为非干酪样坏死性类上皮细胞肉芽肿。该病通常表现为双侧肺门淋巴结肿大、肺部浸润、皮肤损害及多系统受累。

477. 肺结节病的发病率是多少?

肺结节病主要影响中青年群体（< 40 岁），女性的发病率略高于男性，患病率为 1/10 万～ 40/10 万。斯堪的纳维亚地区和美籍非洲人群的患病率最高，寒冷地区的发病率高于热带地区，黑种人的发病率高于白种人，显示出明显的地区和种族差异。

478. 肺结节病的病因是什么?

肺结节病的确切病因尚未完全明了，但可能与遗传易感性、环境因素、感染等多种因素有关。①遗传易感性：肺结节病显示出一定的遗传倾向。研究指出，嗜乳脂蛋白样基因 -2、人类白细胞抗原的部分基因表型与肺结节病的症状及预后相关。②环境因素：长期吸入黏土、松花粉等有机粉尘及铝、锆等无机粉尘，可能导致肺结节病。③感染：结核分枝杆菌、痤疮短棒菌、带状疱疹病毒、支原体等感染与肺结节病的发病有关。

479. 肺结节病和肺结节是一种病吗?

肺结节病和肺结节并非同一种疾病。肺结节通常指的是肺部出现小的、局灶性的、类圆形或不规则形的病灶，其直径通常小于 3cm，可单发或多发，不伴肺不张、肺门肿大和胸腔积液。这些结节可以由多种原因引起，包括良性病变和恶性病变。而肺结节病则是一种原因不明的变态反应疾病，主要表现为侵犯双肺门淋巴结、肺及肺外组织，临床上 90% 以上有肺的改变，其次是皮肤和眼的病变，浅表淋巴结、肝、脾、肾、骨髓、神经系统、心脏等均可受累。因此，虽然它们的名称相似，但肺结节病和肺结节在定义、病因、病理表现及治疗方案上均存在显著差异。

480. 肺结节病会遗传吗?

肺结节病通常不会遗传。它主要由多种因素引起，如病毒或细菌感染，以及自身免疫力下降等，并非由遗传因素引起。但有研究显示，遗传因素可能在肺结节病的发病中起到一定作用。家族和病例对照研究证实，与肺结节病易感性和表型关系最密切的基因位于 6 号染色体的 MHC 区。

481. 肺结节病如何诊断?

肺结节病的诊断需要综合临床症状、影像学、病理和辅助检查结果进行判断，诊断依据如下。第一，主要症状为干咳，可能伴有呼吸困难、胸闷、气短、胸痛，偶见痰中带血或咯血，部分患者可能出现杵状指。第二，影像学表现为胸部 X 线片显示双侧肺门及纵隔淋巴结对称性肿大，肺内可能出现网状阴影、结节影及斑片状阴影，少数患者可能有胸膜受累表现，如胸腔积液、气胸、乳糜胸，部分患者还可能出现心包积液。第三，组织活检病理证实为复合结节病，病理取材可为浅表肿大淋巴结或纵隔肿大的淋巴结。第四，排除结节病、淋巴系统肿瘤或其他类似肉芽肿性疾病。

482. 肺结节病如何治疗?

由于多数患者可自行缓解，病情稳定且无症状的患者无须治疗。对于症状明显的Ⅱ、Ⅲ期患者及胸外结节病，如眼部结节病、神经系统受累者，可采用甲氨蝶呤、硫唑嘌呤等免疫抑制剂治疗，但对于恶性肺结节病的治疗应选择手术干预。

483. 肺结节病能否治愈?

患者若积极治疗，通常可以治愈，一般不会影响自然寿命。患者需要每 6 个月定期到医院进行体检，包括胸部 X 线片、胸部计算机断层扫描（CT）、免疫球蛋白及红细胞沉降率检查。

484. 肺结节病的影像学特征有哪些?

肺结节病在肺部的影像学表现因分期不同而异。0 期结节病可能无明显肺部结节表现，但计算机断层扫描（CT）上可见胸内淋巴结肿大；Ⅰ期结节病可见肺门淋巴结肿大，呈对称性，可能伴有纵隔或隆突下淋巴结肿大；Ⅱ期结节病主要表现为肺部多发小结节，沿支气管走向呈中心性分布，伴有双侧肺门淋巴结肿大；Ⅲ期结节病表现为肺部多发小结节，但无肺门淋巴结肿大；Ⅳ期结节病主要表现为肺部出现瘢痕组织，伴随蜂窝状改变，可能出现大小不等的多发性肺大疱。

485. 肺结节病会癌变吗?

肺结节病中急性起病者可能自行缓解。若无法自行缓解或呈慢性发作，在确诊后积极治疗，可以控制疾病进展，不会发生癌变。但如果未及时重视，并且伴有肺癌家族史、吸烟史等危险因素，则可能发生癌变。

四、肺结核球

486. 什么是肺结核球?

肺结核球亦称结核瘤，通常为单一的、直径超过 2cm 的球形病灶，由纤维组织包裹的干酪样结核病变或阻塞性空洞被干酪物质充满而形成。它们呈现圆形、椭圆形或分叶状，多位于肺的上叶区域。在影像学上，通常表现为轮廓清晰的球形块状阴影，密度可能不均匀，并可能包含钙化灶或透光区。周围可能散布着纤维增殖性病灶，这些病灶常被称为“卫星灶”。

487. 肺结核球具有传染性吗?

肺结核球本身通常不具有传染性。其形成是由于结核病灶被纤维组织包裹，使得病灶局限化，从而减少了结核菌向外界传播的机会。然而，如果肺结核球内部仍然存在活跃的结核菌，且患者未能接受有效的抗结核治疗，那么在某些情况下，结核菌仍有可能通过呼吸道等途径传播给他人。值得注意的是，即使肺结核球本身不具有传染性，患者仍需接受正规的治疗和监测，以确保病灶的稳定和防止结核菌的进一步传播。同时，与肺结核球患者接触的人群也应保持警惕，注意个人卫生和防护措施，以降低感染结核菌的风险。

488. 肺结核球是如何形成的?

肺结核球是继发性肺结核的一种表现形式，属于浸润型肺结核，由肺部结核病灶演变而来。当患者体内的结核分枝杆菌数量较少、毒力较弱，同时机体的变态反应较弱、免疫力较强时，通常由干酪样病变的吸收和周围纤维膜的包裹或干酪样空洞的阻塞性愈合形成。

489. 肺结核球是否需要治疗?

肺结核球是由肺部继发结核病灶演变而成，因此必须按照肺结核的治疗标准进行治疗。治疗周期通常为 6 ～ 12 个月，药物治疗主要包括异烟肼、利福平、吡嗪酰胺、乙胺丁醇、链霉素。若出现大咯血或药物治疗无效等情况，可考虑手术治疗。肺结核球有可能复发，因此治疗后需定期复查。

490. 肺结核球有哪些症状?

肺结核球患者通常发病隐匿，一般无明显症状或症状不典型。许多患者是在健康检查时偶然发现的。症状典型者可能会出现低热、午后出汗、乏力、食欲缺乏、消瘦等症状。部分患者可能会有咳嗽、咯血等症状，严重者可能会并发肺结核和大咯血。

491. 肺结核球什么情况下需要手术治疗?

当肺结核球患者出现大咯血，即咯血量较大，威胁患者生命安全时，或者经过长时间的药物治疗后，肺结核球未见明显缩小或症状未得到缓解，甚至病情有加重趋势时，需要考虑手术治疗。此外，若肺结核球疑似发生癌变，也应尽早进行手术治疗，以避免病情进一步恶化。手术治疗通常包括肺叶切除或肺段切除等，具体手术方式需根据患者的具体情况由医生决定。

492. 肺结核球会复发或播散吗?

对于肺结核球患者来说，如果其免疫力下降，或其营养状况不理想，那么可能会面临肺结核复发的风险，或者可能会出现严重的咯血症状。因此，为了确保他们的健康状况，以及为了评估治疗的效果和肺结核球的任何变化，这些患者需要定期进行复查。通常建议的复查频率是 6 ～ 12 个月进行一次。

493. 肺结核球手术切除后还需要服用抗结核药物吗?

在进行肺结核球手术切除之后，尽管已经通过手术切除了大部分的病灶，但体内可能仍然潜藏着一些结核分枝杆菌，因此为了确保能够彻底清除这些潜在的病原体，患者需要继续进行一段时期的抗结核药物治疗。这种治疗是至关重要的，因为它有助于防止结核病的复发，并且可以减少结核菌传播给他人的风险。通常情况下，医生会建议患者完成至少 6 个月的疗程，有时甚至可能需要更长时间的治疗，以确保治疗效果的持久性和彻底性。

494. 肺结核球在影像学上有哪些特点？

肺结核球在影像学上通常呈现出一些特定的特点。在 X 线检查或计算机断层扫描（CT）下，肺结核球往往表现为一个圆形或椭圆形的致密影，其边缘通常比较光滑，有时也可能出现浅分叶。此外，肺结核球的密度通常较为均匀，内部可能包含钙化灶或空洞，这些特征有助于医生在影像上进行识别和诊断。在某些情况下，肺结核球周围还可能出现卫星灶，即较小的结核病灶，这也是肺结核球的一个典型特征。

495. 肺结核球会恶变吗？

一般来说，肺结核球本身并不会直接发生恶变。它是一种由结核分枝杆菌感染引起的肺部病变，主要表现为肺部的圆形或椭圆形致密影。然而，如果肺结核球没有得到及时和有效的治疗，结核分枝杆菌可能会在肺内持续存在并导致慢性感染。这种长期的慢性感染状态可能会对肺部组织造成持续性的损害，增加肺部发生其他病变的风险，但这并不等同于肺结核球本身的恶变。尽管如此，对于肺结核球的治疗仍然是非常重要的。通过抗结核药物治疗和必要的手术切除，可以有效地控制结核分枝杆菌的感染，减少肺部组织的损害，并降低发生其他并发症的风险。因此，一旦确诊为肺结核球，患者应积极配合医生的治疗建议，以确保疾病的早日康复。

五、肉芽肿性真菌病

496. 什么是肉芽肿性真菌病？

肉芽肿性真菌病是一种由真菌引起的疾病，其主要病理特征为肉芽肿的形成。肉芽肿是由巨噬细胞、T 细胞、炎症细胞的聚集及周围纤维细胞的增生共同构成的，这些细胞聚集形成边界清晰的结节状病灶。

497. 肉芽肿性真菌病具有传染性吗？

由真菌引起的肉芽肿性真菌病，若是由呼吸道感染的真菌引起，患者在咳嗽或打喷嚏时可能会将真菌孢子散布至空气中，周围人吸入这些含有真菌孢子的空气后，有可能被感染；若是由皮肤接触感染的真菌引起，则可能通过直接接触患者的病变皮肤或被污染的物品而传播。这种传播与接触者的免疫状态等因素有关，免疫力强的人可能不会被感染，而免疫力低下者感染风险更高。

498. 肉芽肿性真菌病是如何形成的?

真菌通常首先通过呼吸道侵入人体，在肺部形成病灶，然后借助肺部的血液循环传播至全身器官和大脑等部位，从而引发疾病。例如新型隐球菌，对中枢神经系统具有特殊的亲和力，可通过此途径造成颅内真菌感染。部分真菌（如曲霉菌、放线菌和芽生菌）还可通过头面部的口腔、鼻腔、鼻旁窦、眼眶、脊椎骨等部位的病灶直接侵入中枢神经系统，个别病例可经腰穿、手术植入而发生脑部真菌感染。

499. 肉芽肿性真菌病会自行消失吗?

肉芽肿性真菌病通常不会自行消失，患者需要在医生的指导下进行治疗。未经治疗，肉芽肿可能会逐渐增大，严重时甚至可能出现化脓的情况。因此，一旦确诊为肉芽肿性真菌病，应及时就医并遵循医嘱进行治疗。

500. 肉芽肿性真菌病的症状有哪些?

①局部症状：若病变发生在肺部，可能出现咳嗽、咳痰、咯血等症状。皮肤部位的病变可表现为红斑、丘疹、结节等皮肤损害。②全身症状：患者可出现发热、乏力、消瘦等全身性症状。

501. 肉芽肿性真菌病什么情况下采取手术治疗?

在肉芽肿性真菌病的治疗过程中，手术治疗通常在特定情况下才会被考虑。当肉芽肿体积显著增大，对周围组织造成严重压迫，或经过药物治疗效果不理想，病情持续进展时，医生可能会推荐手术治疗。此外，如果肉芽肿位于关键部位，如眼部、脑部等，且存在影响视力或生命安全的潜在风险，手术也可能成为必要的治疗手段。不过，手术治疗的具体方案需根据患者的个体情况由专业医生进行评估和制订，患者在决定接受手术前应全面了解手术的风险及预期效果，并在医生的指导下做出合理选择。

502. 肉芽肿性真菌病会引发全身性真菌感染吗?

真菌可以通过血液循环传播至全身其他器官，因此真菌性肉芽肿有可能引发全身性的真菌感染。这种感染不仅限于皮肤和黏膜，还可能影响到肺、肝、大脑等重要器官，导致严重的健康问题。

503. 肉芽肿性真菌病的治疗需要多长时间?

对于一般的肉芽肿性真菌病，病情不太严重时，可能需要数周的疗程。如果是深部真菌感染或病情较重，可能需要数月甚至更长时间。具体治疗时间要根据患者的症状改善情况、真菌学检查结果等确定。例如，在一些肺部真菌性肉芽肿的治疗中，若感染得到较好控制，症状减轻，可能持续用药 2 ～ 3 个月，但如果病情复杂，可能延长到 6 个月或更久。

504. 肉芽肿性真菌病在影像学上有哪些特点?

肉芽肿性真菌病在影像学上的表现可能因感染的真菌类型、感染部位及感染阶段而有所不同。一般来说，真菌感染在影像学上可能表现为以下几种特征：①隐球菌，早期形成胶冻样病变，无纤维膜，晚期形成肉芽肿；②放线菌，主要形成多发性脓肿和肉芽肿，脓肿壁呈黄色，脓液含“硫黄颗粒”；③念珠菌，常引起小化脓和肉芽肿。

505. 肉芽肿性真菌病会恶变吗?

在大多数情况下，肉芽肿性真菌病主要表现为一种炎症性反应，这种情况相对比较常见。然而，这种病症发生恶变的可能性相对较低，也就是说，它转变为更严重疾病的风险并不高。

六、韦格纳肉芽肿病

506. 什么是韦格纳肉芽肿病?

韦格纳肉芽肿病（Wegener granulomatosis，WG）是一种罕见的慢性系统性血管炎，主要影响中小血管，尤其是上、下呼吸道和肾脏。这种疾病的特点是血管壁的炎症，导致血管受损和组织缺血、坏死。WG 的病理特征包括肉芽肿性炎症、坏死性血管炎和肾小球肾炎。

507. 韦格纳肉芽肿病的发病率是多少?

韦格纳肉芽肿病的发病率每年约为 0.4/10 万人，它可影响任何年龄组的人群，但以 30 ～ 50 岁为发病高峰期，男性略多。这种疾病相对罕见，且男性患病率稍高。

508. 韦格纳肉芽肿病的病因是什么?

韦格纳肉芽肿病的确切病因尚未明确，但研究表明它与自身免疫反应有关。患者血液中可检测到抗中性粒细胞胞质抗体（ANCA），尤其是针对蛋白酶 –3（PR3）和髓过氧化物酶（MPO）的抗体。这些抗体可能参与了血管的激活和损伤过程。此外，某些感染因素，如微小病毒 B19 和金黄色葡萄球菌，也被认为与韦格纳肉芽肿病的发病有关。

509. 韦格纳肉芽肿病属于自身免疫病吗?

韦格纳肉芽肿病被归为自身免疫病。这是一种由自身免疫系统异常反应引起的疾病，导致身体对自身组织发起攻击。在这种情况下，免疫系统错误地将血管壁和其他组织视为外来入侵物，从而引发炎症和组织损伤。韦格纳肉芽肿病的自身免疫反应涉及多种细胞和抗体，特别是抗中性粒细胞胞质抗体（ANCA），这些抗体在疾病的发生和发展中起着关键作用。

510. 韦格纳肉芽肿病会遗传吗?

韦格纳肉芽肿病是一种自身免疫性疾病，目前尚无证据显示其遗传性。但家族中如有成员患病，其他成员风险患病可能增加。遗传因素可能影响对这类疾病的易感性，尽管具体机制不明。了解家族病史对早期诊断和治疗很重要。家族中有患者时，其他成员出现症状应及早就医检查。确诊患者亲属应定期健康监测，以便早期发现和干预。遗传因素可能增加患病风险，但医疗干预和生活方式调整可有效控制病情，改善生活质量。

511. 韦格纳肉芽肿病如何诊断?

诊断韦格纳肉芽肿病通常需要结合临床表现、实验室检查和影像学检查。在实验室检查中，抗中性粒细胞胞质抗体（ANCA）的检测尤为重要，尤其是细胞质型ANCA（C-ANCA）。影像学检查如胸部X线片或计算机断层扫描（CT）有助于评估肺部受累情况。最终确诊通常需要通过组织活检，观察到典型的肉芽肿性和血管炎病变。

512. 韦格纳肉芽肿病如何治疗?

韦格纳肉芽肿病的治疗主要依赖于免疫抑制剂，如糖皮质激素和环磷酰胺，以减轻炎症反应和控制病情进展。在某些情况下，可能还需要使用生物制剂或其他免疫调节药物。治疗的目标是实现疾病缓解并预防复发。

513. 韦格纳肉芽肿病能治愈吗?

韦格纳肉芽肿病虽然是一种慢性疾病，但通过合理的治疗和管理，多数患者可以实现病情的稳定和控制。尽管目前尚无完全治愈韦格纳肉芽肿病的方法，但早期发现和积极治疗可以显著提高患者的生活质量，并减少并发症的发生。重要的是，患者应与医疗团队保持密切合作，遵循治疗方案，并定期监测病情变化。

514. 韦格纳肉芽肿病的影像学特征有哪些?

韦格纳肉芽肿病的计算机断层扫描（CT）表现多样，病变大小和形态各异。常见的CT表现包括多发大小不等的结节灶、单发肺内肿块、肺内实变影、肺内磨玻璃样高密度影、气胸、肺内广泛网状结节影、肺内多发结节合并实变及磨玻璃影、肺内单发结节合并气胸及磨玻璃影、肺内病变合并肺门淋巴结增大及两侧胸腔积液。

515. 韦格纳肉芽肿病会癌变吗?

关于韦格纳肉芽肿病是否会发生癌变，目前的研究并未明确表明其直接转化为癌症的风险。然而，长期的慢性炎症和组织损伤可能在某种程度上增加细胞变异的风险，但这并不等同于说韦格纳肉芽肿病一定会导致癌变。重要的是，患者应定期进行医疗检查，及时发现并处理任何异常变化，同时保持积极的治疗态度和生活方式，以降低潜在的健康风险。在任何情况下，如果患者有关于病情变化的担忧，应及时与医疗专业人员沟通，以获得专业的指导和建议。

七、矽肺结节

516. 什么是矽肺结节?

矽肺结节是矽肺的标志性病灶，而矽肺是尘肺病中最普遍的一种类型。它是由长期吸入大量游离态二氧化硅粉尘所引发的，主要表现为肺部广泛的结节性纤维化。矽肺结节作为矽肺的标志性病灶，通常伴随着弥漫性的肺间质纤维化。这些矽肺结节常出现在支气管和血管周围，其直径一般在0.3 ～ 1.5mm。

517. 矽肺结节有传染性吗?

矽肺结节并不具有传染性。矽肺结节是由长期吸入大量游离态二氧化硅粉尘所引发的肺部病变，其形成过程与传染性疾病无关。矽肺结节的形成是由于吸入的粉尘在肺部沉积并引起局部的炎症反应和纤维化，而非由病毒、细菌或其他微生物引起，因此不会通过呼吸道或其他途径传播给他人。

518. 矽肺结节是如何形成的?

吸入肺泡内的矽尘颗粒被巨噬细胞吞噬后，形成尘细胞团。在石英（矽尘的主要成分）的作用下，尘细胞会发生变性、坏死，石英就会游离于肺组织内，然后又被新的巨噬细胞吞噬。如此反复循环，就会形成以成纤维细胞为主，与尘细胞、淋巴细胞、浆细胞等细胞成分及少量网状纤维组成的细胞性结节。

519. 矽肺结节需要治疗吗?

矽肺结节需要治疗。矽肺是尘肺中较为严重的一种。早期矽肺患者可以口服一些抗矽肺的药物。对于Ⅱ、Ⅲ期矽肺患者，没有特效的消结节药物，需要定期复查观察，增加机体免疫功能。同时要及时调离粉尘作业环境，加强营养，预防感染，坚持锻炼，以增强体质，改善肺功能。

520. 矽肺结节症状有哪些?

矽肺结节的症状主要包括呼吸困难、咳嗽、咳痰及胸痛等。随着病情的加重，患者可能会感到气短，尤其在活动或运动时更为明显。咳嗽可能会持续存在，且痰液量可能会增加。此外，胸痛也是矽肺结节的常见症状，通常表现为隐痛或钝痛，有时也可能出现刺痛感。需要注意的是，矽肺结节的症状因个体差异而有所不同，且病情的严重程度也会影响症状的表现。因此，对于疑似矽肺结节的患者，应尽早进行医学检查以明确诊断。

521. 矽肺结节可以手术治疗吗？

一般来说，矽肺结节并不通过手术进行治疗。手术对于矽肺结节的干预较为有限，且风险较高。矽肺结节的形成是由于长期吸入含游离二氧化硅的粉尘，这些粉尘在肺内沉积并引起肺部组织的纤维化病变。手术难以彻底清除肺内的所有粉尘和结节，且可能带来一系列并发症。因此，对于矽肺结节的治疗，主要采用药物治疗、营养支持、脱离粉尘环境等综合措施。当然，具体情况还需根据患者的具体病情和医生的建议来确定。

522. 离开致病环境后矽肺结节还会进展吗？

离开致病环境，矽肺结节仍可能进展。矽肺的发病是一个长期的过程，其病理改变为肺组织弥漫性纤维化，而这种纤维化一旦形成，在目前的医学认知下是不可逆转的。虽然脱离了粉尘接触源，但之前吸入并沉积在肺部的粉尘已经引发了一系列的炎症反应和免疫反应，这些反应会持续刺激肺部组织，促使纤维组织不断增生，进而导致结节继续发展。

523. 矽肺结节会影响肺功能吗？

矽肺结节是长期吸入粉尘导致肺部纤维化并影响肺功能的疾病。其病理改变主要包括肺部弥漫性结节状或网格状的纤维化，这些改变会导致肺组织的弹性减弱和气体交换面积减少，导致肺活量（VC）、用力肺活量（FVC）、肺总量（TLC）和残气量（RV）的降低，从而影响患者的呼吸功能和生活质量。

524. 矽肺结节影像学上有什么特点？

矽肺结节在影像学上呈现出一些典型的特点。首先，通过 X 线检查或计算机断层扫描（CT），医生可以观察到肺部出现多个密度较高的结节状阴影，这些结节通常大小不一，形态各异，有的呈圆形或椭圆形，有的则呈现为不规则形状。其次，随着病情的进展，这些结节可能会逐渐融合成片，形成更广泛的纤维化区域，使得肺部的纹理变得粗糙且不均匀。此外，在影像学检查中，还可以观察到肺门淋巴结肿大及胸膜增厚等征象，这些都是矽肺结节在影像学上的重要表现。

525. 矽肺结节属于职业病吗?

矽肺结节是一种典型的职业病，主要发生在长期从事粉尘作业的工人中。长期吸入含有二氧化硅的粉尘，导致肺部纤维化，形成结节。这种病症不仅影响肺功能，还可能引发其他并发症，严重时甚至危及生命。因此，矽肺结节被广泛认为是与职业环境密切相关的疾病。

526. 如何预防矽肺结节?

预防矽肺结节的关键在于减少粉尘暴露和改善工作环境。首先，应采取有效的防尘措施，如佩戴合适的防护口罩和使用通风设备。其次，定期对工作场所进行粉尘浓度检测，确保粉尘浓度控制在安全范围内。此外，对工人进行定期的健康检查，早期发现和治疗矽肺结节，也是预防措施的重要组成部分。

527. 矽肺结节会恶变吗?

矽肺结节是肺部长期受粉尘刺激后的一种慢性炎症反应和纤维化改变的结果，多数情况下是一种良性的病理改变过程。如果矽肺患者同时有其他肺癌的高危因素，如长期大量吸烟史、家族肺癌遗传史、长期接触其他致癌物质（如放射性物质等），那么矽肺结节发生恶变的风险可能会相对增加。

八、下呼吸道肿瘤样变的自我管理

528. 发现肺结节日常需要注意什么?

发现肺结节后，患者应定期进行胸部X线检查或计算机断层扫描（CT），监控结节变化。遵循医嘱，戒烟并避免二手烟，因为烟草有害成分可能加速肺部病变。保持健康生活方式，包括均衡饮食、适度运动和充足睡眠，提升免疫力。注意肺结节相关症状，如持续咳嗽、胸痛等，出现症状应立即就医。避免接触刺激肺部的环境，如高浓度粉尘、化学物质。保持积极心理状态，减少焦虑和压力，对维护整体健康很重要。

529. 肺结节和哪些不良习惯有关?

肺结节的形成与不良习惯有关，尤其是吸烟。烟草中的有害物质损害肺细胞，增加矽肺患者的炎症和纤维化。空气污染和接触放射性或致癌物质，如石棉、重金属，也会提升风险。不健康的生活方式，包括熬夜、饮食不均、缺乏锻炼，同样有害。因此，保持健康生活习惯和避免接触有害物质是预防肺结节的关键。

530. 患有肺结节还能进行运动吗?

对于肺部结节的患者来说，在日常生活中加强体育锻炼是有益的。建议选择有氧运动，如游泳、骑自行车、慢跑和太极拳等，这些运动方式通常对身体有帮助。虽然鼓励肺部结节患者适当运动，但需明确运动并不能消除肺部结节。

531. 肺结节患者需要定期复查吗?

对于初次发现的肺结节，通常情况下，小于5mm的被认为是微小结节，恶性可能性较低，建议每年复查一次。对于5～8mm的结节，可能需要每3～6个月复查一次。而大于8mm的结节，则可能需要更频繁的复查，并考虑进一步的诊断和治疗。

532. 肺结节患者继续吸烟会增加癌变风险吗?

发现肺结节后继续吸烟可能会提高癌变的风险。香烟中的有害成分(包括尼古丁、烟碱、一氧化碳等)可能导致肺部细胞DNA损伤，长期吸入可能引起基因突变，从而增加患肺癌的风险。对于肺结节患者而言，吸烟可能导致结节增大或产生新的病变，进一步增加癌变的可能性。

533. 肺结核球患者日常需要注意什么?

肺结核球患者日常需要注意：①饮食调理，建议增加高热量、高蛋白、高维生素食品的摄入，尤其是那些富含优质蛋白的肉类、蛋类、豆制品和奶制品；②适度运动，适量的体育活动有助于身体生理功能的恢复，并增强抗病能力；③定期复查，患者必须按时服药并定期进行肝功能检查；④注意个人卫生，避免随地吐痰，尽量避免前往人群密集的场所，以减少传染他人的风险；⑤预防复发，保持积极乐观的心态，坚持按时服药，以防止疾病复发。

534. 肺结核球患者可以进行运动吗?

在病情稳定的情况下，肺结核球患者可以进行一些适度运动。适度运动有助于提高免疫力，改善心肺功能，促进整体健康。若患者处于急性活动期或病情不稳定（如出现发热、咳嗽加重、咯血等症状），则应避免运动，多休息。

535. 韦格纳肉芽肿病患者日常需要注意什么?

在治疗期间，务必维持规律的生活作息，避免熬夜和过度劳累。康复阶段，保持情绪稳定至关重要，应避免情绪紧张或剧烈波动。同时，注意保暖防寒，以防止寒冷刺激。在饮食方面，建议多摄取能够增强免疫力的食品，例如金针菇、牛初乳等，以及富含蛋白质和维生素 C 的食物。

536. 患有韦格纳肉芽肿病还能运动吗?

在病情得到有效控制且身体状况允许的情况下，韦格纳肉芽肿病患者是可以进行适度运动的。但需要注意的是，运动强度不宜过大，应选择轻松、舒缓的运动方式，如散步、瑜伽、太极拳等。这些运动可以帮助患者改善心肺功能，提高免疫力，促进康复。然而，若患者处于病情急性活动期，或身体状况较差，如出现明显的呼吸困难、疲劳等症状时，应避免运动，以免加重病情。此外，患者在运动过程中应注意保暖，避免寒冷刺激，以免引发病情复发或加重。

537. 肉芽肿性真菌病患者日常需要注意什么?

肉芽肿性真菌病患者，在日常管理中需注意以下几点。首先，保持良好的个人卫生习惯，避免接触可能带有真菌的环境，如阴暗潮湿的地方，以减少感染的风险。其次，定期监测病情，遵循医嘱按时服药，不可擅自停药或更改治疗方案。在饮食方面，除了之前提到的增强免疫力的食物外，还应避免辛辣、刺激性食物，以减少对身体的刺激。此外，保持良好的作息，确保充足的睡眠，有助于身体恢复。遵医嘱，按时按量使用抗真菌药物。

538. 患有肉芽肿性真菌病还能运动吗?

对于肉芽肿性真菌病患者而言，能否进行运动需根据个体病情和身体状况来判断。在病情稳定且身体状况良好的情况下，适量的运动是有益的。运动不仅可以增强身体免疫力，提高抵抗力，还有助于改善心情，减轻焦虑和压力。患者可以选择散步、慢跑、瑜伽等轻度到中度的运动方式，避免剧烈运动导致身体过度劳累。

539. 矽肺结节患者日常需要注意什么？

远离易引发疾病的工作环境，例如砂石场等粉尘密集场所，避免接触刺激性气味和粉尘环境，尽量减少前往人群密集的公共场所。饮食上应避免辛辣油腻、刺激性强的难消化食物，多摄入富含优质蛋白和维生素的食材，以及具有清肺润肺、止咳化痰功效的食物，并保持适量饮水。确保充足的睡眠，避免熬夜。适度进行体育锻炼，增强抗病能力，但应避免剧烈运动。注意根据天气变化及时增减衣物，预防感冒。严格遵照医嘱，定期进行检查，适时调整治疗和护理方案。

540. 患有矽肺结节还能运动吗？

在医生指导下，矽肺结节患者可以选择适合自己的运动方式，如太极拳、呼吸操和慢跑等，这些运动有助于改善身体状况和提高生活质量。但需注意运动强度和时间，避免剧烈运动和在污染环境中运动，以防病情恶化。

第三节　胸膜肿瘤样变

一、胸膜增厚

541. 什么是胸膜增厚？

胸膜增厚是指在胸腔内的脏层和壁层胸膜，由于受到炎症、感染、肿瘤等多种因素的影响，导致纤维蛋白的沉积及肉芽组织的过度生长，进而使原本较为薄嫩的胸膜厚度显著增加，形成一种病理状态。

542. 胸膜增厚的病因有哪些？

胸膜增厚成因是多方面的，首先，它可由渗出性胸膜炎引起，这是一种炎症反应，导致胸膜表面出现异常液体积聚。其次，胸膜间皮瘤，一种起源于胸膜的肿瘤，也可能导致胸膜增厚。肺癌，作为最常见的恶性肿瘤之一，其扩散或转移至胸膜时，同样会引起胸膜的增厚。尘肺，即长期吸入大量粉尘导致的肺部疾病，也是胸膜增厚的一个常见原因。此外，外伤、感染、肿瘤或手术等其他因素也可能导致胸膜增厚。这些因素可直接损伤胸膜组织，或者通过引发炎症反应间接导致胸膜增厚。

543. 胸膜增厚会导致气短吗?

胸膜增厚可能会引起气短。当胸膜增厚的情况变得较为严重时，它有可能会对肺部的正常扩张造成限制，进而影响气体交换的过程。这种影响可能会导致呼吸不畅，从而引发气短。

544. 胸膜增厚会引起胸痛吗?

胸膜增厚是一种病理状态，它可能会导致患者出现胸痛的症状。当胸膜发生增厚时，它与周围组织之间的摩擦可能会增加，特别是在吸气和咳嗽时，这种摩擦会变得更加明显，从而引起胸痛。这种疼痛感可能会在胸部的特定区域出现，有时甚至会放射到肩部或背部。

545. 胸膜增厚可以手术治疗吗?

胸膜增厚的手术治疗适用于症状严重、药物无效或有并发症的患者。手术旨在去除增厚组织，恢复肺部功能，缓解症状。常见手术包括胸膜剥脱术和切除术。剥脱术通过剥离增厚胸膜缓解症状，但可能复发。切除术切除增厚组织，减少复发，但风险和恢复时间较高。微创胸腔镜手术创伤小，恢复快。手术不是首选，医生会根据患者情况评估是否适合，并详细解释手术利弊，确保患者了解和选择。

546. 胸膜增厚手术剥离后还会复发吗?

一般来说，胸膜剥离手术治疗后有一定的概率会复发。复发情况取决于多种因素，包括手术前胸膜增厚的原因、手术的彻底性及患者的整体健康状况等。

547. 胸膜增厚会自行消失吗?

胸膜增厚通常是由于肺部疾病引起的炎症反应，炎症刺激会导致胸膜细胞增生、肥大和纤维化，这些病理改变是不可逆的，因此无法自愈或自行消失。

548. 胸膜增厚会发生癌变吗?

胸膜增厚本身并不等同于癌症，它与炎症、感染或其他非癌性疾病等多种疾病相关。然而，在某些情况下，胸膜增厚可能与癌症有关，尤其是由胸膜间皮瘤或肺癌转移引起时，需进行必要的检查和治疗。

二、胸膜斑

549. 什么是胸膜斑?

胸膜斑，这是一种特定的病变，它发生在壁层胸膜上，表现为局限性的纤维瘢痕斑块。这些斑块质地坚硬，颜色呈现为灰白色，具有半透明的特性，外观上看起来很像软骨组织。胸膜斑通常位于人体两侧的中下部胸壁区域，并且往往呈现出一种对称性的分布模式。

550. 胸膜斑的病因有哪些?

胸膜斑的成因多样，可能包括：①感染因素，如结核、细菌或病毒感染；②职业暴露因素，如长期吸入硅酸盐粉尘微粒或石棉；③肿瘤因素，如肺癌或间皮瘤；④其他因素，如遗传因素和药物过敏反应等。

551. 胸膜斑会导致气短吗?

胸膜斑若面积较大，可能会限制肺部正常扩张，导致呼吸困难。这种情况虽不常见，但一旦发生，可能会显著影响患者的日常生活。

552. 胸膜斑会引起胸痛吗?

胸膜斑是肺部表面形成的纤维化斑块，可能刺激周围神经末梢，引起间歇性胸痛。这种疼痛在深呼吸、咳嗽或打喷嚏时，由于胸腔内压力变化，变得更加明显和加剧。

553. 胸膜斑可以手术治疗吗?

胸膜斑是否适合手术治疗，需根据其成因和病情严重程度决定。例如，由肺结核或胸腔积液引起的胸膜斑，可能需要手术。但对于其他类型的胸膜斑，如石棉肺引起的，手术可能不作为首选，而是采取对症治疗，防止病情进展。

554. 胸膜斑手术剥离后还会复发吗?

胸膜斑在手术移除后有可能复发。由于其形成与慢性炎症、感染或长期物理刺激等因素相关，即便手术成功移除现有斑块，若未解决根本原因，新的斑块可能继续形成。因此，患者手术后需定期随访检查，以监控胸膜斑是否复发。为降低复发风险，患者可能需要接受药物或物理治疗等辅助治疗。医生会根据患者情况，开具抗炎药物或免疫调节剂，帮助控制炎症反应，预防胸膜斑再次形成。

555. 胸膜斑会自行消失吗?

胸膜斑通常不会自行消失，因为它们是慢性炎症、感染或长期物理刺激等原因导致的胸膜表面纤维组织增生形成的纤维化斑块。如果胸膜斑由可治疗的病因引起，如感染，病因控制后胸膜斑可能减轻。但大多数情况下，胸膜斑形成后需要医疗干预，如手术移除或药物治疗来控制症状和防止病情进展。胸膜斑还可能引起并发症，如胸膜粘连或胸腔积液，需要进一步治疗。因此，定期医学检查和适当治疗方案对胸膜斑患者至关重要，以确保病情得到良好的控制。

556. 胸膜斑会发生癌变吗?

胸膜斑一般不会直接癌变，但可能引起胸膜粘连或胸腔积液等并发症，增加其他类型恶性肿瘤的风险。长期的胸膜刺激和炎症反应可能为癌细胞生长提供条件。因此，尽管胸膜斑不直接癌变，其并发症仍需引起重视，并通过医疗干预降低风险。患者需要定期进行影像学检查评估胸膜斑变化。若发现异常，建议进一步检查或治疗。患者应避免吸烟等刺激因素，减少胸膜斑恶化。胸膜斑可能是某些潜在疾病的标志，如间皮瘤与石棉暴露、肺癌与吸烟有关。发现胸膜斑应及时就医，排除或诊断潜在癌症风险。

三、胸膜肿瘤样变的自我管理

557. 发现胸膜增厚，日常需要注意什么?

在日常生活中，应注重保暖以预防感冒，保持规律的生活作息，放松心情，避免过度紧张和焦虑。重点预防肺部感染，并进行适度锻炼以维护肺功能和增强体质。建议多摄入新鲜水果和蔬菜，以及营养丰富的食物。

同时，应避免辛辣食物和烟酒，保持饮食清淡。若出现气短、胸痛或呼吸困难等症状，应立即就医。

558. 胸膜增厚患者还能进行运动吗?

胸膜增厚的患者可以适当参与体育锻炼，但必须根据个人情况选择适宜的运动方式，例如进行扩胸运动、深呼吸练习或适度跑步。若感到胸闷或胸痛，应立即就医。

559. 发现胸膜斑，日常需要注意什么?

应尽量避免接触石棉或其他致癌物质等有害物质。戒烟戒酒，保持健康的生活习惯，多吃蔬菜、水果和全谷类食物，以获取丰富的维生素和矿物质。避免劳累和焦虑，防止受凉和感染。适度运动以增强体质。定期进行复查，如在出现咳嗽、胸闷加重等不适时及时就医。

560. 胸膜斑患者还能进行运动吗?

对于胸膜斑患者，适量的运动有助于提升免疫力，改善心肺功能，并有助于缓解压力和改善睡眠质量。推荐的运动包括扩胸运动、深呼吸、慢跑和太极拳等。但应注意避免剧烈运动，以防病情加重。

第四节　纵隔和膈肌肿瘤样变

支气管囊肿

561. 什么是支气管囊肿?

支气管囊肿是一种先天性的呼吸系统疾病，主要是支气管在发育过程中出现了异常，从而导致在支气管中形成了囊性物质。这种囊肿的存在会引发一系列的呼吸系统症状，如持续性的咳嗽、咳痰及喘息等。在某些情况下，如果囊肿较大或位置特殊，可能会对呼吸功能造成显著影响，从而导致患者出现呼吸困难的症状，严重时甚至可能危及生命。

562. 支气管囊肿是如何形成的?

支气管囊肿是一种呼吸系统的疾病，其形成可能源于多种不同的原因。

这些原因包括先天发育异常、感染、身体损伤、过敏反应及遗传因素等。在这些因素中，先天发育异常被认为是导致支气管囊肿的主要原因之一。

563. 支气管囊肿临床表现有哪些？

支气管囊肿的临床表现因囊肿的大小、位置和是否对周围组织产生压迫而有所差异。一般来说，较小的囊肿可能没有明显的症状，而较大的囊肿则可能引发一系列呼吸系统症状。常见的临床表现包括持续性咳嗽，这种咳嗽可能伴随痰液的产生，痰液的颜色和量可能会因囊肿的状况而有所不同。此外，患者还可能感到喘息，特别是在活动或躺下时，喘息症状可能会加重。在极端情况下，囊肿可能破裂或感染，导致患者出现胸痛、发热等急性症状，这时需要及时就医进行诊断和治疗。

564. 支气管囊肿会导致呼吸困难吗？

支气管囊肿是一种发生在呼吸系统的疾病，它涉及气道的异常扩张，形成囊状结构。这种囊肿的存在可能会导致气道阻塞，从而引起呼吸困难。特别是当囊肿体积较大或者囊肿内部发生感染时，症状会变得更加明显，患者可能会经历更加严重的呼吸问题，包括但不限于喘息、咳嗽、胸闷及活动耐力下降等。

565. 支气管囊肿是否需要治疗？

对于那些患有支气管囊肿并且表现出轻度症状的患者，通常可以通过实施抗感染治疗来缓解症状。然而，如果囊肿的症状较为严重，或者囊肿的体积较大，影响到了患者的正常生活和健康状况，通常会建议患者采取手术治疗，通过切除囊肿来解决问题。

566. 支气管囊肿手术治疗后还会复发吗？

支气管囊肿手术后的复发概率取决于多种因素，包括囊肿的性质、手术过程中的处理方式及患者的术后护理。一般情况下，如果手术完整切除囊肿，复发的概率较低。囊肿复发的原因包括内分泌失调、囊肿残留、导管受阻等。如果囊肿在手术过程中破裂或操作不当，囊肿可能无法完全切除，日后囊肿可能会复发。

567. 支气管囊肿会遗传吗？

支气管囊肿的遗传性取决于囊肿类型。先天性支气管肺囊肿通常不遗传，但囊性纤维化等罕见类型可能受遗传影响。囊性纤维化是一种影响呼吸和消化系统的遗传病，由特定基因突变引起，通常由父母传给孩子。家族中有囊性纤维化病史的后代患病概率较高。了解遗传性问题对预防和早期诊断至关重要。

568. 支气管囊肿患者在日常生活中应注意什么？

建议避免辛辣、刺激性及油腻食物，加强营养摄入，多食用富含蛋白质的食物，如牛肉、牛奶、瘦肉和鸡蛋等，有助于提升身体免疫力。戒烟限酒，保持规律作息，不熬夜，确保充足的睡眠，有助于身体恢复。预防感染，若合并细菌感染，应积极进行抗感染治疗。避免剧烈运动，以防囊肿破裂，导致气胸等严重并发症，加重胸闷气喘、呼吸困难等症状。定期随诊。

第五章

肿瘤与中医药

第一节　鼻咽癌

一、中医对鼻咽癌的认识及中药内治法

569. 中医如何认识鼻咽癌？

中医将鼻咽癌归属于“失荣”“岩”“鼻渊”“上石疽”等疾病的范畴，认为其发病多与正气内虚、外感邪毒、内伤七情等因素导致脏腑功能失常相关，形成气郁、血瘀、痰浊等病理产物，以阴虚化火、痰瘀互结为病机特点。鼻咽癌初期患者，易出现火毒郁结、毒热内阻，病性以实为主，大多选用黄芩、玄参、生地黄、白花蛇舌草等清热养阴药治疗。当疾病进一步发展会伴有明显的伤阴、夹瘀、痰浊结聚、气血瘀阻等表现，此时应予活血化瘀、化痰散结之法，故在鼻咽癌的治疗中补虚、养阴、清热、化痰、活血化瘀药最为常用。

570. 中医治疗鼻咽癌的思路是什么？

中医治疗鼻咽癌以扶正祛邪为主要思路。鼻咽癌早期，邪气较盛，正气未衰，治疗以祛邪为主，常用清热解毒、化痰散结、活血化瘀等法。常用白花蛇舌草、半枝莲等清热解毒，浙贝母、半夏化痰散结，三棱、莪术活血化瘀。中期正邪交争，采用攻补兼施之法，在祛邪的同时，注重扶正，用人参、黄芪等补气，女贞子、枸杞子等滋阴，增强机体抵抗力。鼻咽癌晚期，正气大虚，治疗以扶正为主，辅以祛邪，着重调理脏腑功能，提高患者生活质量，延长生存期。

571. 中医治疗鼻咽癌的常用单味中药有哪些？

常用的有白花蛇舌草，味微苦、甘，性寒，归胃、大肠、小肠经，有清热解毒、利湿通淋之效，能抑制肿瘤细胞生长，是鼻咽癌治疗中常用的

清热解毒药。黄芪，味甘，性微温，归脾、肺经，可补气升阳、固表止汗、利水消肿等，增强机体免疫功能，在扶正治疗中发挥重要作用。另外，半枝莲，味辛、苦，性寒，归肺、肝、肾经，清热解毒、化瘀利尿，与白花蛇舌草等配合，增强抗癌效果。

572. 治疗鼻咽癌的常用方剂有哪些?

中医治疗鼻咽癌强调辨证论治，可以提高手术、放化疗的综合治疗效果，根据患者的症状、体征，在医生的指导下应用下述方药。

（1）鼻咽癌肿块明显者：钩藤 12g，蜈蚣 3 条，蜂房 15g，莪术 9g，白花蛇舌草 30g，半枝莲 30g，山慈菇 12g，桑寄生 15g，赤芍 12g，水煎服，每日 1 剂，分 2 次温服。

（2）鼻出血：白茅根 30g，仙鹤草 30g，白及 15g，三七 6g（冲），生地炭 15g，侧柏炭 9g 等，水煎服，每日 1 剂，分 2 次温服。

（3）咽灼痛：射干 9g，马勃 6g，板蓝根 20g，山豆根 9g，龙胆草 6g，黄连 6g，芦根 20g，桔梗 6g，生甘草 6g，麦冬 15g，石斛 15g，决明子 9g，水煎服，每日 1 剂，分 2 次温服。

（4）鼻咽癌晚期：人参 10g，党参 10g，茯苓 30g，甘草 10g，当归 15g，杭芍 20g，熟地黄 10g，生黄芪 30g，女贞子 20g，淫羊藿 20g，五味子 10g，白花蛇舌草 20g，水煎服，每日 1 剂，分 2 次温服。

二、辨证施膳调理鼻咽癌

573. 鼻咽癌患者可以选用的食材有哪些?

鼻咽癌患者可选用具有清热解毒、滋阴润肺、健脾化痰等功效的食材。如百合，味甘，性寒，归心、肺经，有养阴润肺、清心安神之效，可缓解放疗后的口干、咳嗽等症状，可煮粥或炖汤。山药，味甘，性平，归脾、肺、肾经，有健脾补肺、益胃补肾之效，能增强患者体质，可蒸、煮或炖汤食用。此外，无花果，味甘，性平，归脾、大肠经，有清热生津、健脾开胃、解毒消肿之作用，对改善患者食欲有帮助，可直接食用或煲汤。

574. 鼻咽癌患者可以服用的药膳有哪些?

对于热毒蕴结型鼻咽癌患者，可食用白花蛇舌草粥。用白花蛇舌草 30g，粳米 100g。先将白花蛇舌草煎汁，去渣后加入粳米煮粥，有清热解毒之效。对于气阴两虚型，可尝试百合银耳羹。百合、银耳各 30g，冰糖适量。将百合、银耳泡发后炖煮，加入冰糖，有滋阴润肺、益气安神的作用，可缓解患者口干、乏力等症状。

575. 鼻咽癌患者可以服用的中药茶饮有哪些?

鼻咽癌患者可饮用具有清热解毒、益气养阴功效的茶饮。如胖大海茶，胖大海味甘，性寒，归肺、大肠经，有清热润肺、利咽开音等作用，用适量胖大海泡水饮用，可缓解患者咽部不适。西洋参茶，西洋参味甘、微苦，性凉，归心、肺、肾经，能补气养阴、清热生津，将西洋参切片泡水，对改善患者气阴两虚症状有帮助。

三、鼻咽癌患者的中医养生方法

576. 鼻咽癌的饮食调养原则是什么?

鼻咽癌患者饮食调养应遵循清淡、易消化、营养均衡的原则。多摄入富含维生素、蛋白质的食物，如新鲜蔬菜、水果、牛奶、鸡蛋等。避免食用辛辣、刺激性食物，如辣椒、花椒等，减少对鼻咽部的刺激。放疗期间，因口腔、咽喉部黏膜受损，宜选择软食、流食，如米粥、藕粉等，同时注意食物的温度，避免过热过冷。

577. 鼻咽癌患者可以服用药酒吗?

鼻咽癌患者一般不建议服用药酒。酒本身性热，易助火生热，且鼻咽癌患者多有热毒蕴结的情况，饮酒可能会加重病情。同时，酒精对口腔、咽喉、鼻咽部黏膜也有刺激作用，不利于患者康复。如果患者有饮酒习惯，在治疗期间应严格戒酒。

578. 鼻咽癌患者如何进行中医运动养生?

鼻咽癌患者可进行一些温和的中医养生活动。如八段锦，其动作舒缓，通过调节呼吸和身体运动，能调和气血、疏通经络，增强机体免疫力。患者可在身体允许的情况下，每天练习一次。还可以进行太极拳锻炼，太极拳以掤、捋、挤、按等基本方法，动作连贯圆活，能够平衡阴阳、增强体质，患者可选择空气清新的地方，每次练习 30 ～ 60 分钟。

579. 鼻咽癌患者日常应如何养鼻护鼻?

鼻与外界直接相通，增强鼻对外界的适应能力，才能提高其防御功能，对于鼻咽癌患者日常养鼻护鼻尤为关键。

（1）浴鼻：指用冷气和冷水浴鼻。可于早晨洗脸时，用冷水清洗几次鼻腔，可改善鼻黏膜的血液循环，增强鼻对天气变化的适应能力，预防感冒及呼吸道其他疾病。

（2）按摩健鼻：①拉鼻，用拇指和示指夹住鼻根两侧，用力向下拉，连拉 16 次；②擦鼻，用两手鱼际相互摩擦至热后，按鼻两侧，顺鼻根至迎香穴，上下往返摩擦 24 次；③刮鼻，用手指刮鼻梁，从上向下 36 次；④摩鼻尖，分别用两手手指摩擦鼻尖各 36 次。

（3）“印堂”按摩：即用中指和示指、环指的指腹点按印堂穴（在两眉中间）16 次，也可用两手中指，一左一右交替按摩印堂穴。按摩此穴，可增强鼻黏膜上皮细胞的增生能力，并能刺激嗅觉细胞，使嗅觉灵敏。

四、鼻咽癌的中医外治法

580. 鼻咽癌患者可以中药外敷吗?

鼻咽癌的治疗以放射治疗为主，还可选用中药研粉外敷来辅助治疗，改善患者临床症状，提高患者生活质量。下面介绍几种外治法。

（1）陈葫芦麝香冰片粉制法：陈葫芦 250g，麝香 30g，冰片 30g。将陈葫芦炒制后研磨成粉末，加入麝香、冰片混匀即可。用法：患者将少许药粉吸入鼻咽部，每日数次。功效：宣通鼻窍。

（2）五倍子冰片三七粉制法：取等量的五倍子、冰片、三七、枯矾，共研为细末，混匀制成。用法：患者可用沾有凡士林或花生油的纱条蘸药粉来塞入鼻孔。功效：止痛止血，适用于鼻咽出血者。

（3）硼脑膏制法：金银花 9g，鱼脑石 6g，黄柏 6g，硼砂 6g，冰片 0.6g，共研细末备用。用法：患者可将药粉直接吸入鼻孔，还可用香油或凡士林将上述粉末调成软膏，用棉球蘸药膏塞入鼻孔，每日 3 次。功效：清热散结，适用于痰热蕴结、鼻塞及头痛者。提醒大家，使用前需要咨询相关医生。

581. 鼻咽癌患者可以耳穴压豆吗?

耳穴压豆法是在耳针疗法的基础上发展起来的一种保健方法。具体操作是将表面光滑近似圆球状或椭圆状的中药王不留行籽或小绿豆等，贴于0.6cm×0.6cm的小块胶布中央，然后对准耳穴贴紧并稍加压力，使患者局部皮肤感到酸、麻、胀、热。鼻咽癌患者在放化疗期间常会有恶心、呕吐、食欲差等胃肠道反应，可以在化疗前30分钟将王不留行籽粘贴在胃、膈、贲门、食管、交感、神门等耳穴处，自行按压数次，每次1～2分钟，两耳交替使用，可减轻放化疗引起的胃肠反应。

582. 鼻咽癌患者可以中药雾化吗？

中药以呼吸道渠道雾化给药，是将中药液微细颗粒直接、均匀地分布于局部呼吸道黏膜，减少挥发油类有效成分的浪费，避免肝脏的首过效应，弥补静脉、口服等给药途径到达病灶时已是低浓度的不足，适用于有放射性咽喉反应，包括口干、咽干、咽痛、舌燥的患者。具体方法如下：将生地黄30g，金银花15g，玄参20g，麦冬15g，菊花20g，玉竹15g，荷叶30g，浸泡后浓煎备用，使用时取浓煎中药约5ml，雾化吸入，每日2次，每次20分钟，可有效减轻放射治疗后的口腔黏膜炎症，并减少口腔黏膜感染的发生率。

583. 鼻咽癌患者可以中药熏蒸吗？

中药熏蒸通过鼻腔黏膜直接吸收药物成分，避免胃肠道刺激及消化酶破坏，能够减轻肝肾负担。有研究表明可应用升麻100g，冬凌草120g，紫草30g，冰片5g，黄连10g，黄芩10g，地榆10g，石见穿30g，黄芪30g，石上柏30g，山豆根15g，龙葵60g，白花蛇舌草120g，白芷30g，苍耳子15g，辛夷花15g，放入中药熏蒸机的药罐中，设定温度为38℃，调节温度在2～4℃，调节蒸汽强度。患者坐位，早、晚各治疗1次，每次时长30分钟。能够清热解毒、祛瘀散结。适用于咳嗽、气喘的鼻咽癌患者。

第二节 鼻息肉

一、中医对鼻息肉的认识及中药内治法

584. 中医如何认识鼻息肉？

中医学认为鼻息肉的形成主要与肺、脾、肾三脏功能失调有关。肺主

气，开窍于鼻，外合皮毛，若肺气虚弱，卫外不固，风寒、风热之邪蕴结于鼻窍，肺气失宣，津液停聚，日久化为痰浊，凝滞于鼻窍而发为息肉。脾为生痰之源，脾气虚弱，运化失常，水湿不化，聚湿生痰，上犯鼻窍，与邪毒相搏，结滞于鼻而为病。肾藏精，主纳气，肾阳不足，气化不利，水湿上泛，可致鼻窍痰湿凝聚；肾阴亏虚，虚火上炎，灼伤鼻窍脉络，也可导致气血凝滞，痰瘀互结，形成息肉。此外，情志不畅，肝气郁结，横逆犯脾，也会影响脾的运化功能，加重痰湿内生，促进鼻息肉的形成。从经络学说来看，鼻与阳明经、太阳经等经络相连，经络气血不畅，邪气阻滞，也是鼻息肉发病的重要因素。

585. 中医治疗鼻息肉的思路是什么？

中医治疗鼻息肉以扶正祛邪、标本兼治为主要思路。扶正即通过健脾补肺、益肾等方法，增强机体的抵抗力，纠正脏腑功能的失调。对于肺脾气虚者，常用党参、黄芪、白术、茯苓等药物，以益气健脾补肺，提高机体的运化和卫外功能，减少外邪入侵和痰湿内生。肾阴虚者，运用熟地黄、山茱萸、枸杞子等滋补肾阴，阴虚火旺者可加知母、黄柏清热降火；肾阳虚者，以附子、肉桂、淫羊藿等温补肾阳，促进水液代谢正常，消除痰湿生成之源。祛邪则针对痰、瘀、热等病理因素，采用化痰散结、活血化瘀、清热解毒等治法。如用浙贝母、瓜蒌、半夏等化痰软坚，消散息肉；三棱、莪术、丹参等活血化瘀，改善局部血液循环，使息肉组织得以消散；黄芩、金银花、连翘等清热解毒，消除鼻窍的炎症反应。同时，注重调理气机，使肺气通畅，脾气健运，肝气条达，以促进鼻窍的气血流通和病理产物的排出，达到缓解症状、控制息肉生长甚至使其缩小或消失的目的，并且减少复发的可能性，提高患者的生活质量。

586. 中医治疗鼻息肉有哪些优势？

（1）注重整体调理：从人体的整体出发，通过调整机体的内环境，增强机体的自我修复能力和抗病能力，从而达到治疗鼻息肉的目的，有利于改善患者的全身状况和生活质量。

（2）中药治疗副作用相对较小：与手术治疗相比，避免了手术带来的创伤、出血、疼痛及术后复发等问题，对于一些不愿意接受手术或身体状况不适合手术的患者，中药治疗提供了一种较为安全有效的选择。

（3）中医治疗方法多样：除了口服中药外，还有中药滴鼻、穴位贴敷、中药熏鼻等外治法，以及药膳、茶饮等辅助调理方法，能够根据患者的具体病情和个体差异，采用个体化的综合治疗方案，内外合治，多途径、全方位地发挥治疗作用，提高治疗效果，满足不同患者的需求，并且在治疗鼻息肉的同时，还可以对患者可能伴随的其他不适症状，如乏力、食欲不振、睡眠不佳等进行调理，使患者得到更全面的治疗和康复。

587. 中医治疗鼻息肉的常用中药有哪些?

苍耳子，味辛、苦，性温，归肺经，具有散风除湿、通窍止痛的功效，能有效疏散鼻窍的风邪，减轻鼻塞、流涕等症状，为治疗鼻病的常用药物。辛夷，味辛，性温，归肺、胃经，可发散风寒、通鼻窍，其挥发油成分对鼻黏膜有收缩和保护作用，能改善鼻窍的通气功能，常与苍耳子配伍使用，增强通窍之力。白芷，味辛，性温，归肺、胃、大肠经，既能疏散外邪，又能化湿浊、通鼻窍，对于鼻息肉患者因外感风邪或湿浊阻滞引起的鼻塞、头痛等症状有较好的缓解作用。石菖蒲，味辛、苦，性温，归心、胃经，其芳香之气能化湿浊、通鼻窍，还能宁心安神，对鼻息肉患者因湿浊蒙蔽清窍导致的嗅觉减退、头晕等症状有一定的改善作用。此外，黄芪、白术等健脾补肺药物，可扶正固本，增强机体抵抗力，防止外邪入侵和痰湿内生，从根本上改善鼻息肉的发病基础，与其他通窍、化痰、化瘀药物配伍，起到标本兼治的作用，提高治疗效果。

588. 中医治疗鼻息肉的中成药有哪些?

鼻渊通窍颗粒，具有疏风清热、宣肺通窍的功效，其主要成分包括辛夷、苍耳子、麻黄、白芷等，适用于外邪犯肺、风热蕴结引起的鼻息肉，能有效缓解鼻塞、流涕、头痛等症状，减轻鼻窍的炎症反应，促进鼻窍的通气和引流。藿胆丸，由广藿香叶、猪胆粉组成，具有芳香化浊、清热通窍的作用，适用于湿浊内蕴、胆经郁火所致的鼻息肉，可减轻患者的鼻塞、流黄涕、嗅觉减退等症状，通过化湿浊、清胆火，改善鼻窍的湿热环境，抑制息肉的生长和发展。千柏鼻炎片，能清热解毒、活血祛风、宣肺通窍，其成分有千里光、卷柏、羌活等，适用于伴有鼻腔充血、炎症明显的鼻息肉，有较好的消炎、通窍作用，有助于缓解患者的不适症状。中成药的应用需根据患者的具体病情、体质和辨证结果合理选用，必要时可在医生的指导下与其他中药或治疗方法联合使用，以提高疗效，避免不良反应的发生。

二、辨证施膳调理鼻息肉

589. 鼻息肉患者可以选用的食材有哪些?

鼻息肉患者可选择具有扶正祛邪、通窍作用的食材。如山药，味甘，性平，归脾、肺、肾经，具有健脾补肺、益肾固精的功效，能增强脾胃功能，提高机体的运化能力，有助于减少痰湿的生成，可煮粥或炒菜食用。黄芪炖鸡也是不错的选择，黄芪味甘，性微温，归脾、肺经，能补气升阳、固表止汗、利水消肿，鸡肉营养丰富，两者搭配，可增强机体的抵抗力，扶正固本，对于肺脾气虚型鼻息肉患者有一定的益处。此外，辛夷花煮鸡蛋，辛夷花通鼻窍，鸡蛋营养丰富，能在一定程度上缓解鼻塞等症状。还有薄荷，味辛，性凉，归肺、肝经，具有疏散风热、清利头目、利咽透疹、疏肝行气的功效，可用于泡茶或制作菜肴，其清凉之性能够疏散鼻窍的风热之邪，减轻鼻息肉患者因风热犯鼻引起的鼻塞、头痛等症状，但薄荷性凉，脾胃虚寒者不宜过量食用。另外，像冬瓜、薏苡仁等具有利水渗湿作用的食材，有助于清除体内的痰湿之邪，可煲汤食用，对于痰湿阻滞型鼻息肉患者有辅助治疗作用。

590. 鼻息肉患者可以服用的药膳有哪些?

（1）苍耳子粥：将苍耳子适量用布包好与粳米一起煮粥，苍耳子散风除湿、通窍止痛，粳米养胃气，此粥能起到通窍散寒、除湿止痛的作用，可缓解鼻息肉患者的鼻塞、流涕等症状。

（2）白芷鱼头汤：用白芷与鱼头一起炖汤，白芷解表散寒、祛风止痛、通鼻窍，鱼头富含营养，能增强体质，对于风寒犯鼻型鼻息肉患者，可减轻其鼻塞、头痛等不适，且味道鲜美，容易被患者接受。

（3）参苓白术粥：由党参、茯苓、白术、山药、薏苡仁等与粳米熬制而成，党参、茯苓、白术健脾益气，山药、薏苡仁健脾利湿，粳米养胃，该粥可健脾补肺、利湿化痰，适用于肺脾气虚、痰湿内生型鼻息肉患者，长期服用有助于改善患者的体质，减少痰湿的产生，从而控制鼻息肉的发展。

（4）辛夷花豆腐汤：辛夷花通鼻窍，豆腐营养丰富且清淡，两者搭配，既能通窍又能滋养身体，对于鼻息肉患者的日常调理有一定的帮助，可根据患者的口味和病情选择食用。

591. 鼻息肉患者可以服用的中药茶饮有哪些？

（1）薄荷茶：将薄荷用开水冲泡后饮用，薄荷疏散风热、清利头目、通鼻窍，能缓解鼻息肉患者因风热上扰引起的鼻塞、头痛、嗅觉减退等症状，且口感清凉，可使患者感觉舒适，但不宜长期大量饮用，以免损伤脾胃阳气。

（2）苍耳子茶：苍耳子有通窍作用，但因其有毒性，需谨慎使用，一般可将苍耳子炒后取少量泡茶，能减轻鼻窍的堵塞感，但必须在医生的指导下控制用量和饮用时间，避免不良反应。

（3）辛夷花茶：辛夷花辛温，能发散风寒、通鼻窍，对于风寒袭肺型鼻息肉患者，饮用辛夷花茶可改善鼻塞、流涕等症状，且辛夷花香气浓郁，还能舒缓情绪。

（4）黄芩茶：黄芩味苦，性寒，归肺、胆、脾、胃、大肠、小肠经，具有清热燥湿、泻火解毒、止血、安胎的功效，对于鼻息肉患者伴有鼻腔炎症、流黄涕等热象明显的情况，饮用黄芩茶有助于清热解毒、减轻炎症反应，但脾胃虚寒者不宜饮用，以免加重脾胃虚寒的症状。

三、鼻息肉的中医养生法

592. 鼻息肉患者的饮食调养原则是什么？

饮食调养应遵循清淡易消化、营养均衡、避免刺激性食物的原则。首先，要保证摄入足够的蛋白质，如瘦肉、鱼类、蛋类、豆类、奶类等，有助于对抗鼻息肉的发展和预防感染。其次，多食用新鲜的蔬菜水果，能促进鼻黏膜的修复和健康；膳食纤维有助于保持肠道通畅，防止湿热内生，影响鼻息肉的病情。再者，饮食宜清淡、易消化，避免食用辣椒、花椒、油炸食品、烟酒等助火生痰的食物。此外，根据患者的辨证情况，进行适当的饮食调理，如肺脾气虚者，可多吃山药、薏苡仁、芡实等健脾补肺的食物；风热犯鼻者，可食用绿豆、苦瓜、梨等清热之品；痰湿阻滞者，可选择冬瓜、茯苓、赤小豆等利湿化痰的食物，以达到扶正祛邪、调理身体的目的，更好地应对疾病和缓解症状。

593. 鼻息肉患者在日常生活中需要注意什么?

在日常生活中，患者需注意多个方面。首先，保持鼻腔清洁，可使用生理盐水定期冲洗鼻腔，有助于清除鼻腔内的分泌物、过敏原和细菌等，减轻鼻腔炎症，也有利于鼻息肉的稳定和恢复。其次，注意居住环境的卫生，保持室内空气清新，避免接触过敏原和刺激性物质，如花粉、灰尘、化学烟雾、动物毛发等，预防过敏性鼻炎等疾病的发生。再者，要注意休息，保证充足的睡眠，避免熬夜和过度劳累，以增强机体的抵抗力，有利于鼻息肉的病情控制。此外，患者应避免用力擤鼻涕，以免损伤鼻黏膜和导致鼻息肉破裂出血，同时也要注意避免长时间处于寒冷、干燥的环境中，可适当使用加湿器增加空气湿度，外出时佩戴口罩保暖，避免症状加重。

594. 鼻息肉患者如何进行中医运动养生?

太极拳注重呼吸与动作的配合，通过练习太极拳，能够调节呼吸，有助于增强肺的功能，改善鼻腔的通气状况，减轻鼻塞、呼吸不畅等症状。八段锦也较为适宜，八段锦的每一式都有特定的动作和呼吸方法，如“双手托天理三焦”一式，通过双手上举拉伸的动作，配合吸气，能够调理三焦气机，促进全身气血的运行，使身体的阳气得以振奋，对于改善患者的精神状态和身体虚弱状况有帮助。此外，患者还可以进行散步、慢跑等有氧运动，但要注意运动强度适中，避免过度疲劳，运动过程中注意呼吸新鲜空气，保持心情舒畅，这样既能增强身体的体质，又能缓解疾病带来的心理压力，提高生活质量，在一定程度上辅助鼻息肉的治疗和康复。

四、治疗鼻息肉常用的中医外治法

595. 鼻息肉患者可以中药滴鼻吗?

鼻息肉患者可以中药滴鼻，但需谨慎选择药物和方法。中药滴鼻可使药物直接作用于鼻息肉局部，起到清热解毒、消肿散结、通窍止痛的作用。例如，选用鹅不食草滴鼻液，鹅不食草味辛，性温，归肺、肝经，具有发散风寒、通鼻窍、止咳的功效，将其制成滴鼻液，滴入鼻腔后，能刺激鼻黏膜，使鼻窍通畅，减轻鼻塞症状，并且对鼻息肉有一定的抑制作用。但在使用中药滴鼻时，要注意药物的浓度和酸碱度，避免对鼻黏膜造成过度刺激和损伤，引起疼痛、出血等不良反应。同时，滴鼻的频率和剂量也应根据病情和患者的耐受程度合理调整，一般每天滴鼻 3 ～ 4 次，每次 2 ～ 3 滴为宜，且需在医生的指导下进行，确保用药安全有效。如果患者在滴鼻过程中出现任何不适症状，如鼻腔灼烧感、疼痛加剧、出血等，应立即停止滴鼻，并及时就医。

596. 鼻息肉患者可以穴位贴敷吗?

穴位贴敷是将中药制成膏剂贴敷于特定穴位上，使药物通过皮肤渗透吸收，发挥治疗作用。对于鼻息肉患者，可以选择迎香穴、印堂穴、上星穴等穴位。迎香穴是治疗鼻病的重要穴位，能通利鼻窍；印堂穴可醒脑开窍、通鼻止痛；上星穴具有清热散风、通窍明目之效。将具有化痰散结、通窍止痛、扶正祛邪等功效的中药，如辛夷、白芷、细辛、白芥子、黄芪等制成膏剂贴敷在这些穴位上，药物经皮吸收后，可作用于鼻窍局部及相关经络，起到化痰祛湿、消肿散结、通窍通气、扶正固本的作用，从而缓解患者的鼻塞、流涕、嗅觉减退等症状，提高生活质量。但在穴位贴敷过程中，要注意观察皮肤的反应，如出现瘙痒、红肿、疼痛等过敏或不适现象，应及时取下贴敷药物，并进行相应处理。

597. 鼻息肉患者可以中药熏鼻吗?

中药熏鼻是利用中药蒸汽的温热和药力作用，通过熏蒸鼻腔，使药物直接作用于鼻息肉部位，起到温通经络、散寒除湿、消肿散结、通窍止痛的作用。该方法可改善鼻窍的血液循环，促进局部的新陈代谢，减轻鼻息肉的充血、水肿，缓解鼻塞、流涕等症状，药物的温热刺激还可以增强鼻黏膜的抵抗力，预防感染和病情反复。选用具有活血化瘀、软坚散结、通窍散寒等功效的中药，如乳香、没药、三棱、莪术、苍耳子、辛夷等，将其碾碎后放入熏蒸器中，加热产生蒸汽，让患者用鼻吸入蒸汽，每次熏鼻 15 ～ 20 分钟，每天 1 ～ 2 次。在熏鼻过程中，要注意蒸汽的温度适中，避免烫伤鼻黏膜，同时要保持室内通风良好，防止因蒸汽过多导致缺氧等情况发生。此外，中药熏鼻也应在医生的指导下进行，根据患者的具体病情和体质合理选择药物和调整熏鼻的方法，以确保治疗的安全和有效性。

第三节　喉　癌

一、中医对喉癌的认识及中药内治法

598. 中医如何认识喉癌?

在中医理论体系中，喉癌可归属于“喉菌”“喉百叶”等范畴。其发病多与正气不足，邪毒外侵，或情志不畅，肝郁气滞，化火伤阴；或饮食不节，损伤脾胃，聚湿生痰，痰浊凝结等因素有关。喉为肺系之门户，与肺、脾、胃、肝等脏腑密切相关。正气亏虚，脏腑功能失调，导致气滞、痰凝、血瘀等病理产物积聚于喉部，日久则形成肿瘤。例如，长期过度用嗓、吸烟饮酒等不良生活习惯易伤肺气与咽喉，为外邪入侵创造条件；而长期忧思恼怒、情志抑郁可致肝气郁结，气郁化火上灼咽喉；过食肥甘厚味、辛辣炙煿之品则易损伤脾胃，致脾胃运化失常，湿浊内生，凝聚为痰，痰气交阻于喉部，最终引发喉癌。

599. 中医治疗喉癌的思路是什么?

中医治疗喉癌的基本思路是“辨证施治”，根据不同患者的体质和病情采取个体化的治疗方案。具体来说，可以从以下几个方面进行治疗。①调和气血，化痰清热：通过调节气血、化解体内的湿热和痰浊，改善喉部的微环境，帮助肿瘤组织的减少；②扶正祛邪，增强免疫力：通过增强机体的正气，提升免疫功能，达到显著抗癌作用，减缓肿瘤生长；③活血化瘀，改善局部血液循环：通过活血化瘀的药物帮助改善喉部血液循环，促进新陈代谢；④全身调理与局部治疗结合：除了全身治疗外，还可以结合局部疗法，如中药熏蒸、针灸等，以达到双重治疗效果。

600. 中医治疗喉癌有哪些优势?

（1）整体调节：中医从整体出发，调整人体的阴阳平衡、脏腑功能，不仅关注肿瘤局部，更重视患者整体状态的改善。通过扶正祛邪，增强机体自身的抗癌能力，减少肿瘤复发与转移的机会，提高患者的生存质量与

远期生存率。

（2）改善症状：对于喉癌患者常见的咽喉疼痛、声音嘶哑、咳嗽、呼吸困难、吞咽困难等症状，中医通过辨证论治，运用中药内服、外用等方法，能够有效缓解症状，提高患者的生活舒适度。如用射干、山豆根、桔梗等利咽消肿止痛；蝉蜕、木蝴蝶等开音利喉。

（3）中药价格相对低廉：中药资源丰富，部分中药材价格相对较为亲民，中医治疗在一定程度上可减轻患者的经济负担，尤其适合长期康复治疗与调养。

601. 中医中药如何减轻喉癌放化疗引起的毒副作用?

在喉癌的综合治疗中，放化疗常带来诸多毒副作用，如放射性咽炎、食管炎导致的咽喉疼痛、吞咽困难，化疗引起的骨髓抑制、胃肠道反应等。中医可采用清热解毒、滋阴润燥、健脾和胃、补气养血等治法，有效减轻这些毒副作用，增强患者对放化疗的耐受性，保证治疗的顺利进行。例如，用沙参、麦冬、石斛等滋阴药物缓解放疗所致的阴虚燥热症状；以党参、黄芪、当归等益气养血药物改善化疗引起的骨髓抑制。

602. 中医治疗喉癌的常用单味中药有哪些?

（1）山豆根：具有清热解毒、利咽消肿的功效，为治疗咽喉肿痛之药。其所含生物碱对喉癌有一定的抑制作用，但因其有一定毒性，使用时需注意剂量与疗程。

（2）射干：具有清热利咽、祛痰止咳的功效，对于喉癌患者出现的咽喉疼痛、咳嗽咳痰等症状有较好的缓解作用，且有一定的抗肿瘤活性。

（3）胖大海：具有清热利咽、润肺开音的功效，对于喉癌引起的声音嘶哑、咽喉干燥等症状有改善效果，常以泡水代茶饮的方式应用于喉癌患者的日常保健。

（4）白花蛇舌草：具有清热解毒、利湿通淋的功效，现代研究发现其有抗肿瘤、增强机体免疫功能等作用，可抑制喉癌细胞的生长与增殖，常应用于喉癌的治疗。

（5）半枝莲：能清热解毒、化瘀利尿，其含有的多种化学成分具有抗癌活性，可通过多种途径诱导喉癌细胞凋亡，抑制肿瘤血管生成，在喉癌的中医治疗中较为常用。

二、辨证施膳调理喉癌

603. 喉癌患者可以选用的食材有哪些?

喉癌患者可以选用以下食材。

（1）无花果：无花果味甘，性凉，归肺、胃、大肠经，具有清热生津、健脾开胃、解毒消肿的功效，可以直接食用新鲜无花果，或者将其煮水饮用，能够缓解喉部的燥热和肿痛，为患者补充营养。

（2）罗汉果：罗汉果味甘，性凉，归肺、大肠经。有清肺利咽、化痰止咳、润肠通便的作用。喉癌患者常伴有喉部不适，用罗汉果泡水喝，能减轻喉部的炎症反应，改善声音嘶哑等症状。还有胖大海。胖大海味甘，性寒，归肺、大肠经。它的开音润喉效果显著，可以取适量胖大海用开水泡服，能够滋润喉部，减轻喉部干燥、疼痛的情况。另外，百合也是很好的食材。百合有润肺止咳、清心安神之效。可以煮百合粥，它能在缓解喉部不适的同时，起到一定的滋补作用。但食材只是辅助作用，喉癌患者还需要配合专业的医疗手段进行治疗。

604. 喉癌患者可以服用的药膳有哪些?

（1）银翘天冬饮：金银花 15g，连翘 15g，天冬 20g，冰糖适量。将金银花、连翘、天冬洗净，加水煎煮，去渣取汁，加入冰糖调味。具有清热解毒、滋阴润肺的功效，适用于肺胃热盛兼阴虚的喉癌患者。

（2）石膏粳米粥：生石膏 60g（先煎），粳米 100g。将生石膏加水煎煮 30 分钟，去渣取汁，加入粳米煮粥。可清热泻火、生津止渴，缓解咽喉疼痛与发热症状。

（3）黄芪枸杞汤：黄芪 10g，枸杞 10g，党参 10g，将黄芪、枸杞、党参洗净加水煎煮，去渣取汁，具有补气养阴、提高免疫力的功效，可于治疗过程中增强身体抵抗力。

（4）虫草炖鸽子：冬虫夏草 6g，鸽子肉适量，将冬虫夏草与鸽肉同时炖煮，具有益气养阴、滋补强身的功效，适合体质虚弱的癌症患者。

605. 喉癌患者可以服用的中药茶饮有哪些?

（1）清肺润喉茶：百合、枇杷叶、川贝母等取适量泡水饮，具有清肺润喉、化痰止咳的作用，适合喉癌患者长期服用。

（2）抗癌养生茶：黄芪、灵芝、白花蛇舌草等取适量泡水饮，能够增强免疫力，抑制肿瘤生长。

（3）养阴清热茶：石斛、知母、甘草等取适量泡水饮，适用于阴虚火旺型喉癌患者，能够滋阴清热，缓解喉部不适。

三、喉癌的中医养生法

606. 喉癌患者的饮食调养原则是什么？

（1）避免辛辣刺激性食物：辛辣食物容易刺激喉部，延缓疾病恢复，建议患者避免食用。

（2）多吃清淡易消化食物：如稀饭、蒸煮蔬菜等，保持饮食清淡，避免油腻、煎炸食物。

（3）增加富含抗氧化物的食物：如新鲜蔬菜水果、海鱼、坚果等，有助于提高免疫力。

（4）保证足够的蛋白质摄入：如鱼、瘦肉、豆制品等，有助于身体恢复。

607. 喉癌患者可以服用药酒吗？

对于喉癌患者是否服用药酒的选择，需要谨慎对待。从中医角度讲，酒本身是辛热之品，具有走窜之性。喉癌患者喉部存在病变，饮酒很可能会刺激喉部肿瘤，导致喉部充血、水肿等情况加剧，使患者喉部疼痛、吞咽困难等症状进一步恶化。而且喉癌患者通常需要接受放疗、化疗等治疗，饮酒可能会影响这些治疗的效果，并且加重药物对肝脏等器官的负担。不过，如果药酒配方是在专业中医师指导下，针对患者具体的体质和病情严格调配的，且酒精度数较低，或许在某些情况下可以谨慎使用。例如，一些具有清热解毒、软坚散结、扶正固本作用的中药材泡制的药酒，可能对改善患者身体的气血状态、增强抵抗力有一定的辅助作用。总体而言，喉癌患者一般不建议随意服用药酒，要先咨询专业医生的意见。

608. 喉癌患者如何进行中医运动养生？

喉癌患者首先可选择太极拳。太极拳动作舒缓，刚柔相济，注重气息的调节。患者在打太极拳时，通过起势、揽雀尾等动作，能够促进全身气血流通。以意导气，使呼吸逐渐深沉均匀，增强心肺功能。并且太极拳的运动强度适中，不会对身体造成过度负担，能帮助喉癌患者缓解焦虑情绪。八段锦也是很好的选择。八段锦的每个动作都有特定的养生功效，如“调理脾胃须单举”，在伸展身体的过程中，能够调动脾胃之气，增强消化功能。喉癌患者在练习时，随着动作的引导，身体经络得以疏通，气血得以滋养脏腑。另外，患者还可以适当进行散步。在环境优美、空气清新的地方散步，能够舒缓身心。同时，散步可以促进新陈代谢，增强身体的抵抗力，对于喉癌患者的身体恢复和养生保健有着积极的意义。不过运动要循序渐进，避免过度劳累。

四、治疗喉癌的中医外治法

609. 喉癌患者可以针刺吗?

喉癌患者在一定情况下可以针刺，但需要专业且经验丰富的中医师谨慎操作。针刺的目的在于调节人体经络气血，例如选取足三里、三阴交等穴位，有助于扶正固本，增强机体抵抗力。然而，由于喉部存在肿瘤这一特殊情况，针刺时必须避开肿瘤部位及其周边的敏感区域，以免引起肿瘤破裂出血或其他严重的不良反应。同时，针刺的手法、深度和刺激强度都要根据患者的身体状况进行精细调整，如患者身体较为虚弱，则刺激强度不宜过大，且针刺次数和疗程也需严格把控，所以针刺只能作为喉癌综合治疗中的一种辅助手段。

610. 喉癌患者可以中药含漱吗?

喉癌患者是可以中药含漱的。中药含漱对于缓解喉部不适有一定的帮助，比如选用金银花、连翘、桔梗、甘草等具有清热解毒、利咽消肿功效的中药煎制成含漱液。这些药物可以直接作用于喉部，减轻局部的炎症反应，缓解喉部的肿痛、干燥等症状，同时还能起到清洁口腔和喉部的作用，减少细菌滋生，降低感染的风险，有助于改善患者的生活质量和咽喉部的局部状况，为其他治疗提供一定的辅助作用。但需要注意的是，含漱液的温度要适宜，避免过烫或过凉对喉部造成进一步的刺激，而且含漱时间和频率也应遵循医嘱。

611. 喉癌患者可以穴位贴敷吗?

喉癌患者能够进行穴位贴敷治疗。穴位贴敷是通过将特制的中药膏剂贴敷在特定穴位上，使药物经皮肤渗透进入人体经络，发挥治疗作用。例如将化痰软坚、消肿止痛的中药制成膏剂贴敷于天突穴、廉泉穴等穴位，能够帮助疏通喉部经络气血，减轻肿物对周围组织的压迫，缓解疼痛和吞咽困难等症状。但在贴敷过程中，要密切观察患者皮肤的反应，防止出现过敏、红肿、瘙痒等不良反应。穴位贴敷可作为一种辅助的中医外治手段，与手术、放疗、化疗等治疗方法协同使用，以提高整体的治疗效果，改善患者的生存质量和预后情况。

612. 喉癌患者可以中药雾化吸入吗?

喉癌患者可以中药雾化吸入。利用中药雾化吸入可以使药物直接作用于喉部的病变部位，如选用射干、胖大海、玄参等具有清热利咽、滋阴润燥功效的中药制成雾化剂。通过雾化吸入，药物能够迅速到达喉部，湿润喉部黏膜，减轻喉部的干燥、嘶哑等症状，还能在一定程度上抑制喉部的炎症反应，改善局部的微环境，对于缓解患者的痛苦和改善局部症状具有较好的效果。但是，中药雾化吸入的药物配方和剂量需要根据患者的具体病情和体质进行个体化调配，并且在雾化过程中要注意正确的操作方法和卫生要求，避免因雾化不当引发呼吸道感染等并发症，同时也要与其他治疗措施相结合，共同促进患者的康复进程。

第四节　声带结节

一、中医对声带结节的认识及中药内治法

613. 中医如何认识声带结节?

在中医理论中，声带结节多被归属于“慢喉喑”的范畴。其发病主要与用嗓过度、发声不当，致使咽喉部气血不畅、脉络瘀阻有关；同时也与肺、脾、肾等脏腑功能失调密切相连。肺主气，司呼吸，若肺气不足或肺阴亏虚，咽喉失于濡养，易受外邪侵袭；脾主运化，若脾虚运化失常，痰湿内生，结聚于咽喉；肾藏精，肾精亏虚则咽喉失养，虚火上炎，皆可引

发声带结节。此外，长期情志不畅，肝郁气滞，气郁化火，上攻咽喉，也会促使病情发展。

614. 中医治疗声带结节的思路是什么？

中医治疗声带结节主要遵循辨证论治原则，以调理脏腑功能、活血化瘀、散结开音为基本思路。首先，根据患者的具体症状、舌象、脉象等辨别所属证型，如气滞血瘀、痰湿凝聚、肺肾阴虚等。对于气滞血瘀型，注重理气活血、化瘀散结，以改善局部气血瘀滞状态；痰湿凝聚者，采用健脾燥湿、化痰散结之法，减少痰湿对声带的阻滞；肺肾阴虚型，则以滋养肺肾、降火利咽为主，使咽喉得以濡养。同时，注重整体调理，增强机体的抵抗力，预防外邪入侵，避免病情反复。此外，还可结合中医外治、饮食调养和养生保健等多种方法，协同作用，促进声带结节的消散和喉部功能的恢复，达到标本兼治的目的。

615. 中医治疗声带结节有哪些优势？

（1）整体观念强：注重从患者的整体出发，调整机体的阴阳平衡和脏腑功能，不仅关注喉部局部病变，还考虑到全身的气血、津液等因素，提高患者的整体健康水平，减少复发概率。

（2）副作用较小：中药及中医外治法多采用天然的药物和手段，避免了长期使用抗生素、激素等西药带来的不良反应，对身体的负担相对较轻。

（3）个性化治疗：能根据每个患者的具体证型、体质等情况制订专属的治疗方案，精准治疗，提高疗效。

（4）多种治疗方法相结合：如内治法、外治法、饮食调养和养生保健等，多管齐下，全方位地促进声带结节的消退和喉部功能的恢复，改善患者的生活质量，尤其为一些不宜手术或术后复发的患者，提供了有效的替代或补充治疗途径。

616. 中医治疗声带结节的常用中药有哪些？

中医治疗声带结节常用的中药众多。如活血化瘀类的三棱、莪术，能破血行气、消积止痛，可有效改善声带局部的瘀血阻滞；浙贝母、半夏等化痰散结药，有助于消除喉部的痰湿凝聚；玄参、麦冬等滋阴降火之品，对肺肾阴虚导致的虚火上炎有很好的滋阴降火作用；蝉蜕、桔梗能疏风清热、利咽开音，缓解喉部的不适与嘶哑症状；胖大海清热润肺、利咽解毒，对喉部有滋润和消炎功效；射干清热解毒、祛痰利咽，可减轻喉部炎症。这些中药根据不同的证型进行配伍组合，起到标本兼治的作用，促进声带结节的消散和喉部功能的恢复。

617. 中医治疗声带结节的中成药有哪些？

常见的用于治疗声带结节的中成药有：①金嗓散结丸，其具有清热解毒、活血化瘀、利湿化痰的功效，适用于热毒蕴结、气滞血瘀所致的声带小结、声带息肉等，能有效减轻喉部肿痛、声音嘶哑等症状；②黄氏响声丸，可疏风清热、化痰散结、利咽开音，对于风热外束、痰热内盛引起的急、慢性喉炎及声带小结等有较好的疗效，有助于恢复喉部正常功能；③清音丸，清热利咽、生津润燥，对于肺火旺引起的、咽喉肿痛、声音嘶哑等情况效果显著，能滋润喉部，缓解声带结节带来的不适。这些中成药服用方便，在临床中应用广泛，但需根据患者的具体证型合理选用，以达到最佳治疗效果。

二、辨证施膳调理声带结节

618. 声带结节患者可以选用的食材有哪些？

声带结节患者可选用一些具有清热利咽、润肺生津、化痰散结等功效的食材。例如，雪梨具有清热润肺、生津止渴的作用，可生食或炖汤饮用，能缓解喉部干燥不适；银耳滋阴润肺、养胃生津，做成银耳羹常食，有助于喉部的滋养；罗汉果能清热润肺、利咽开音，可直接泡水代茶饮；胖大海也是常用食材，可与桔梗、甘草等搭配泡茶，起到清热利咽的功效；绿豆清热解毒、消暑利水，可煮绿豆汤饮用，减轻体内热毒；百合润肺止咳、清心安神，可与莲子等煮粥，对喉部保健有益；萝卜有清热化痰、下气宽中的作用，可生食或做菜食用，帮助化解喉部痰湿。这些食材在日常饮食中适当选用，对声带结节的调养有一定辅助作用。

619. 声带结节患者可以服用的药膳有哪些？

（1）桔梗杏仁粥：将桔梗、杏仁、粳米一起煮粥。桔梗宣肺利咽，杏仁止咳平喘、润肠通便，粳米健脾和胃，此粥能起到宣肺化痰、利咽止咳的功效，适合痰湿内阻型的患者。

（2）玄参麦冬炖猪肺：将玄参、麦冬与猪肺一起炖煮，玄参、麦冬滋阴降火，猪肺补肺润燥，可滋肺阴、清虚火，适用于肺肾阴虚型患者。

（3）夏枯草瘦肉汤：夏枯草清肝泻火、散结消肿，与瘦肉煲汤，能帮助散结消肿，对于气滞血瘀伴有肝火上炎的患者有一定益处。

（4）贝母梨汤：用川贝母与雪梨炖煮，有清热润肺、化痰止咳之效，可缓解喉部的不适症状，尤其适用于痰热蕴结型患者。

620. 声带结节患者可以服用的中药茶饮有哪些?

（1）胖大海茶：将胖大海 2 ～ 3 枚用开水冲泡，代茶饮用，可清热利咽、润肺开音，缓解喉部干燥嘶哑。

（2）金银花茶：金银花清热解毒，用其泡茶饮用，有助于减轻喉部炎症，适合有热象的患者。

（3）西青果茶：西青果能清热生津、利咽解毒，用 5 ～ 6 枚泡茶，对喉部肿痛、声音嘶哑有改善作用。

（4）橘红茶：橘红理气宽中、燥湿化痰，将橘红切丝泡茶，可化痰止咳、理气宽胸，适用于痰湿型患者。

（5）石斛麦冬茶：石斛益胃生津、滋阴清热，麦冬养阴润肺、清心除烦，两者搭配泡茶，能滋养肺胃之阴，对喉部起到滋润保健效果，适合阴虚型患者。

三、 声带结节的中医养生法

621. 声带结节患者的饮食调养原则是什么?

声带结节患者饮食调养应遵循清淡、易消化、营养均衡的原则。首先，宜多吃新鲜蔬菜水果，如梨、苹果、橙子、芹菜、菠菜等，以补充维生素、矿物质和膳食纤维，增强机体免疫力，促进喉部黏膜的修复。避免食用辛辣、油腻、刺激性食物，如辣椒、花椒、油炸食品等，这些食物易助火生痰，加重喉部炎症和结节症状。其次，应适量摄入富含蛋白质的食物，如瘦肉、鱼类、豆类、蛋类等，以保证身体的营养需求，但要避免过度食用高蛋白、高脂肪食物，以免加重脾胃负担，影响消化吸收。再者，饮食要有规律，定时定量，避免暴饮暴食，戒烟限酒，减少对喉部的不良刺激，保持喉部的健康环境，利于声带结节的恢复。

622. 声带结节患者在日常生活中需要注意什么？

首先，要注意发声休息，避免长时间、高强度地用嗓，如长时间大声说话、唱歌等，应让声带得到充分的休息，减少声带的疲劳和损伤。其次，保持室内空气清新湿润，避免处于干燥、污浊或有刺激性气体的环境中，可使用加湿器等改善空气湿度，减轻喉部的不适感。再者，要注意情绪调节，避免过度紧张、焦虑、抑郁等不良情绪，因为情志不畅易导致肝郁气滞，加重喉部症状，保持心情舒畅有助于病情的恢复。此外，要注意保暖，根据天气变化及时增减衣物，预防感冒等呼吸道疾病，以免引发喉部炎症，加重声带结节的病情。同时，养成良好的生活习惯，规律作息，避免熬夜，保证充足的睡眠，提高身体的抵抗力。

623. 声带结节患者如何进行中医运动养生？

声带结节患者可选择一些较为温和的中医运动养生方式。如太极拳，其动作缓慢、柔和，能调节呼吸，使气沉丹田，增强心肺功能，促进气血运行，有助于喉部气血的通畅，减轻声带结节带来的不适。八段锦可通过拉伸、扭转等动作，舒展身体经络，调节全身气血，增强身体的柔韧性和免疫力，对喉部的康复有一定的辅助作用。此外，还可以进行一些简单的呼吸吐纳练习，如腹式呼吸，吸气时腹部隆起，呼气时腹部下陷，呼吸均匀、细长、缓慢，能够锻炼呼吸功能，改善肺部功能，为喉部提供充足的清气滋养，有利于声带结节的恢复。但运动时要注意适度，避免过度劳累。

四、治疗声带结节常用的中医外治法

624. 声带结节患者可以中药含漱吗？

声带结节患者可以中药含漱，这是一种有效的辅助疗法。中医学认为，声带结节与气血不畅等有关。像金银花、连翘、薄荷等组成的含漱液，金银花可清热解毒、疏散风热，连翘能消肿散结，薄荷能利咽透疹。将其煎汤含漱，药物直作用于咽喉，可减轻炎症、改善循环，助于结节消散。但它不能替代其他治疗，且配制药液要遵医嘱，确保安全有效，需与中药内服、发声休息等配合，以达到更好疗效。

625. 声带结节患者可以按摩吗?

声带结节患者可以适当按摩。按摩对于缓解喉部肌肉紧张、改善局部血液循环有积极意义。人体的经络系统与脏腑器官相互关联，喉部周围分布着许多经络和穴位。例如人迎穴，它位于颈部喉结旁。适当刺激人迎穴可以调节气血运行，起到宽胸理气、利咽散结的作用。还有廉泉穴，位于颈部前正中线上，喉结上方。按摩此穴位能够帮助减轻喉部肿痛，改善发声。按摩时，手法要轻柔，避免用力过度对喉部造成损伤。一般以示指或中指指腹轻轻按揉穴位，每次按摩时间控制在数分钟左右，以局部有酸胀感为宜。但按摩也只是辅助手段，需要结合其他治疗方式，如中药治疗、饮食调养等来综合改善声带结节的状况。

626. 声带结节患者可以中药雾化吸入吗?

声带结节患者通常可以进行中药雾化吸入治疗。选用具有清热利咽、消肿散结等功效的中药，如金银花、连翘、玄参、桔梗等制成雾化液，通过雾化装置使药物变成微小颗粒，直接作用于喉部声带结节部位。这样可以使药物更精准地到达病变处，提高局部药物浓度，增强药物的治疗效果，有效减轻喉部炎症，促进结节的消散，缓解声音嘶哑、咽喉疼痛等症状。但在进行中药雾化吸入时，要注意选择合适的药物和剂量，遵循医生的建议和操作规程，确保治疗的安全性和有效性，同时要注意雾化器具的清洁和消毒，避免交叉感染。

第五节　气管和支气管肿瘤

一、中医对气管和支气管肿瘤的认识及中药内治法

627. 中医如何认识气管和支气管肿瘤?

中医学认为气管和支气管肿瘤的发生多与正气不足、外邪侵袭、脏腑功能失调等因素相关。肺主气司呼吸，外邪侵袭肺系，或长期情志不畅、饮食不节等损伤脏腑气血，致痰湿、瘀血内生，停滞于气管支气管部位，日久形成积聚，发为肿瘤。其主要表现为咳嗽、咳痰、喘憋、胸痛等，病

情进展可出现咯血、呼吸困难等症状，且常伴有乏力、消瘦、食欲缺乏等全身虚损之象，整体属于本虚标实之证。

628. 中医治疗气管和支气管肿瘤的思路是什么？

中医治疗强调整体观念与辨证论治。对于早期患者，以攻邪为主，采用化痰软坚、活血化瘀、清热解毒等治法，旨在消散肿瘤，如运用浙贝母化痰散结、莪术破血逐瘀、白花蛇舌草清热解毒，以遏制肿瘤发展。中期则攻补兼施，在祛邪的同时注重扶正，调理脾胃、滋养肝肾等，增强机体抗邪能力，改善患者体质，防止病情恶化。晚期以扶正为主，通过补气养血、滋阴温阳等方法，提高患者生存质量，减轻痛苦，延长生存期，如使用黄芪、党参补气，熟地黄、枸杞子滋阴等，同时兼顾对症治疗，缓解咳嗽、喘憋等不适症状。

629. 中医治疗气管和支气管肿瘤有哪些优势？

中医治疗优势在于多靶点作用，可调节机体的内环境，增强免疫功能，抑制肿瘤细胞生长的同时，减轻放化疗等西医治疗的副作用，如改善骨髓抑制、胃肠道反应等。从整体出发，注重全身症状的改善，提高患者生活质量，如缓解咳嗽、气短等症状，改善患者的体力和精神状态。而且中药多为天然药物，相对副作用较小，患者耐受性较好，为一些不能耐受手术或晚期失去手术机会的患者，提供了更多的治疗选择，还可长期服用，有助于稳定病情，减少复发转移风险。

630. 中医治疗气管和支气管肿瘤的常用中药有哪些？

常用化痰类中药如半夏，燥湿化痰、降逆止呕，可化解气管支气管内的痰湿凝聚；天南星，祛风化痰、散结消肿，对痰阻经络之证有效。活血化瘀药如三棱，破血行气、消积止痛，能改善肿瘤局部的瘀血状态；水蛭，破血逐瘀，其活性成分对抑制肿瘤细胞增殖和转移有一定作用。扶正类的人参，大补元气、补脾益肺，增强机体免疫力；灵芝，具有扶正固本、滋补强壮之效，可调节机体的内环境，提高抗病能力，这些中药常根据辨证进行配伍组合，发挥综合治疗作用。

631. 中医治疗气管和支气管肿瘤的中成药有哪些？

小金丸，具有散结消肿、化瘀止痛之功，有助于消散肿瘤结节，缓解局部疼痛不适；西黄丸，清热解毒、消肿散结，能抑制肿瘤的热毒之象，减轻炎症反应；参一胶囊，以人参皂苷为主要成分，可培元固本、补益气血，增强机体免疫功能，辅助肿瘤治疗，提高患者的耐受能力，减轻放化疗的不良反应。但中成药的使用需依据患者具体病情，在中医师的指导下合理选用。

二、辨证施膳调理气管和支气管肿瘤

632. 气管和支气管肿瘤患者可以选用的食材有哪些?

对于痰湿蕴肺型患者，可选择茯苓、薏苡仁等食材。茯苓健脾利湿化痰，薏苡仁利水渗湿、清热排脓，有助于祛除体内痰湿。血瘀阻络型宜食桃仁、山楂等，桃仁活血化瘀，山楂健胃消食、活血化瘀，能促进瘀血消散。气阴两虚型可多吃百合、麦冬、山药等，百合润肺止咳、清心安神，麦冬养阴生津、润肺清心，山药补脾养胃、生津益肺，起到滋养肺肾、益气养阴的作用，辅助改善患者体质和症状。

633. 气管和支气管肿瘤患者可以服用的药膳有哪些?

痰湿蕴肺型患者可制作茯苓陈皮粥，取茯苓、陈皮、粳米等，茯苓健脾利湿，陈皮理气燥湿化痰，粳米和中养胃，共奏燥湿化痰、理气和中之效。血瘀阻络型患者尝试桃仁红花羹，用桃仁、红花、藕粉等，桃仁、红花活血化瘀，藕粉清热凉血、散瘀止血，有助于通络化瘀。气阴两虚型患者可服用百合银耳羹，以百合、银耳、冰糖为原料，百合、银耳滋阴润肺，冰糖润肺止咳，能滋养肺阴，缓解干咳、气短等症状，增强机体正气，助力疾病康复。

634. 气管和支气管肿瘤患者可以服用的中药茶饮有哪些?

痰湿蕴肺者，可饮用橘红茯苓茶，取橘红、茯苓、佩兰等，橘红理气燥湿化痰，茯苓健脾渗湿，佩兰芳香化湿，有助于化痰湿、畅气机。血瘀阻络型宜饮丹参三七茶，用丹参、三七、绿茶等，丹参活血化瘀、通经止痛，三七散瘀止血、消肿定痛，可促进瘀血消散，改善血液循环。气阴两虚型患者可饮沙参麦冬茶，沙参、麦冬、玉竹等，沙参、麦冬养阴清肺、益胃生津，玉竹滋阴润肺，常饮可滋养肺胃之阴，缓解燥热、干咳等不适，提高机体的抵抗力。

三、气管和支气管肿瘤的中医养生法

635. 气管和支气管肿瘤患者的饮食调养原则是什么?

饮食宜清淡、易消化，营养均衡。减少食用辛辣、油腻、刺激性食物，如辣椒、油炸食品等，以防助湿生热、加重咳痰喘憋等症状。避免食用过咸、过甜食物，防止加重咳嗽。增加新鲜蔬菜、水果的摄入，如菠菜、苹果等，补充维生素和矿物质，增强机体抗氧化能力。适当增加优质蛋白的摄取，如瘦肉、鱼类、蛋类、豆类等，有助于身体恢复，但要注意烹饪方式以清蒸、炖煮为主，减轻胃肠负担，对于吞咽困难者，可选择流食或半流食，保证营养供给的同时防止呛咳。

636. 气管和支气管肿瘤患者在日常生活中需要注意什么?

患者要注意保持呼吸道通畅，避免痰液堵塞气道，可适当进行深呼吸和有效咳嗽咳痰练习，定期翻身拍背促进痰液排出。居住环境应保持空气清新、湿润，避免接触有害气体和粉尘，如烟雾、雾霾、化学物质等，减少对呼吸道的刺激，必要时可使用空气净化器。注意保暖，预防感冒等呼吸道感染疾病，因为感染会加重病情，一旦出现发热、咳嗽加重等症状应及时就医。同时，要保持良好的心态，避免焦虑、抑郁等不良情绪，积极面对疾病，可通过听音乐、阅读等方式舒缓情绪，有助于病情稳定。

637. 气管和支气管肿瘤患者如何进行中医运动养生?

可选择如八段锦、太极拳等较为缓和的运动。八段锦的“调理脾胃须单举”“两手攀足固肾腰”等动作，通过伸展、扭转等运动，有助于调理脏腑气血，增强呼吸功能和机体抵抗力。太极拳以掤、捋、挤、按等动作，配合呼吸吐纳，使呼吸均匀深沉，达到气血调和、疏通经络的效果，且运动强度适中，不会对身体造成过大负担。运动时应遵循循序渐进的原则，根据自身身体状况逐渐增加运动时间和强度，以运动后身体微微出汗、不感到疲劳为宜，避免在大风、寒冷天气外出运动，防止受寒诱发呼吸道症状。

四、治疗气管和支气管肿瘤常用的中医外治法

638. 气管和支气管肿瘤患者可以拔罐吗?

气管和支气管肿瘤患者拔罐需谨慎。拔罐具有疏通经络、行气活血、消肿止痛等作用，但对于气管和支气管肿瘤患者，尤其是肿瘤部位靠近体表且病情不稳定时，拔罐可能会引起局部气血逆乱，甚至导致肿瘤破裂出血等严重后果。然而，若患者体质尚可，且经过专业中医师评估，在远离肿瘤部位，如背部膀胱经等穴位处，适当进行拔罐，可起到疏通经络、调节全身气血的作用，有助于缓解因肿瘤引起的疼痛、肢体麻木等不适症状，但操作时需严格掌握拔罐的力度、时间和部位，密切观察患者反应，如有不适应立即停止。

639. 气管和支气管肿瘤患者可以穴位贴敷吗?

气管和支气管肿瘤患者可以穴位贴敷。常选取肺俞、膻中、天突等穴位。例如用白芥子、细辛、甘遂等药物研末，以姜汁调和贴敷。肺俞穴为肺之背俞穴，可调节肺气；膻中穴为气会，能宽胸理气；天突穴位于咽喉下方，可止咳平喘。通过药物对穴位的刺激，起到温通经络、散寒化痰、止咳平喘的功效，调节机体的脏腑功能和气血运行，缓解咳嗽、喘憋等症状，提高患者的生活质量，但贴敷药物的配方和剂量应根据患者的具体病情和体质进行个体化调配，且贴敷时间不宜过长，避免皮肤过敏等不良反应。

640. 气管和支气管肿瘤患者可以中药雾化吸入吗?

气管和支气管肿瘤患者可以中药雾化吸入。选用具有清热化痰、润肺止咳、消肿散结等功效的中药，如鱼腥草、浙贝母、桔梗等制成雾化液进行雾化吸入。药物可直接作用于气管和支气管的病变部位，快速缓解局部炎症、减轻水肿、稀释痰液，促进痰液排出，从而改善咳嗽、咳痰、喘憋等症状，提高气道通畅度，增强局部的药物浓度，提高疗效。但中药雾化吸入的药物选择、浓度调配等需由专业的中医师根据患者病情精确制订，同时要注意雾化设备的清洁和消毒，防止交叉感染，且在雾化过程中要密切观察患者的呼吸情况，如有呼吸困难等不适，应立即停止雾化并采取相应措施。

第六节 肺 癌

一、中医对肺癌的认识及中药内治法

641. 中医如何认识肺癌?

“肺癌”是西医病名，中医则将“肺癌”称为“肺积”“肺岩”“积”说明该病病程长，病情缠绵；“岩”提示该病的病理产物坚硬、外表不规则如同石块。中医学认为肺癌的发生有两方面原因，一是正气亏虚，二是邪毒内聚。正气亏虚主要是肺的气、血、阴、阳不足，抵御邪气的能力下降。邪毒内聚则是因饮食不当、情志失调、感受外来邪气等导致痰浊、痰瘀、痰热、痰毒等蕴结于肺内形成包块。

642. 中医治疗肺癌的思路是什么?

中医学认为“正气存内、邪不可干”，因此中医治疗肺癌的思路在化痰、清热、解毒、软坚散结的基础上，还要根据气血阴阳的不足给予扶正治疗，增强机体的免疫力。对于癌症患者来说，不能简单依靠局部治疗，而是要从整体的观点来看待癌症。尤其是当肺癌患者处于晚期，已经不能治愈，治疗的目的就是要改善症状、延长生存期。

643. 中医治疗肺癌有哪些优势?

中医治疗具有整体观念，具有以下优势：中药副作用少，在肺癌患者接受放化疗或手术时，配合使用传统中药可以增强机体免疫功能，提高机体对抗癌药物的耐受力和敏感性，有效控制癌细胞转移扩散，抑制癌细胞生长；对于接受了放化疗的肺癌患者或晚期患者，配合使用中药可以明显减轻放化疗引起的食欲下降、乏力、消瘦等痛苦症状，实现人瘤共存、延长患者的生存期。

644. 中医治疗肺癌的常用单味中药有哪些?

许多单味中药被证实具有较好的、独特的抗肿瘤效应。按功效大致分为 4 种。

（1）直接具有杀伤肿瘤细胞作用的中药：龙葵、肿节风、仙鹤草、山豆根、鸦胆子、冬凌草等。

（2）能够增强机体免疫能力的中药：茯苓、黄芪、人参、冬虫夏草等。

（3）软坚散结类的中药；三棱、莪术、海藻、昆布等。

（4）具有清热解毒功效的中药：白虎蛇舌草、蛇莓、猫爪草、半枝莲等。

中医在治疗肺癌时，在辨证论治的基础上可以加减选用这些单味的抗癌中药，增加临床效果。

二、辨证施膳调理肺癌

645. 肺癌患者可以选用的食材有哪些？

针对肺癌患者咳嗽、咯血等症状，可以选用养阴润肺、止咳止血、收敛的食物，如百合、杏仁、麦冬、玉竹、山药等有养阴润肺的功能；白果、枇杷、藕节、莲子、芡实、梨、蜂蜜等有止咳、止血的功能。针对放化疗后影响食欲，进食差的患者，可以选用山药、薏苡仁、陈皮、白术、神曲等调养脾胃。同时，在饮食上还要注意少吃刺激性和发霉变质、生痰伤肺食物，如肥肉、生葱、辣椒等。

646. 肺癌患者可以服用的药膳有哪些？

药膳是根据中医传统用药理论，将食物和药物经过烹调加工制成的一种具有药用价值的食品，是兼有药物功效和食品美味的特殊膳食，可以起到一定的调养作用。下面推荐几款适合肺癌患者服用的药膳。

（1）胡桃人参汤：胡桃肉 20g(不去皮)，西洋参 6g，生姜 3 片，加水适量，同煎取汁 200ml，加冰糖少许调服，每日 1 次，临睡前温服。功能补肾益气养阴，适用于肺癌放化疗后气阴两虚患者。

（2）银杏橄榄冰糖水：银杏 20 枚，去壳，泡 1 天，去膜心；鲜橄榄 10g，去核，略捣烂；冰糖适量。用清水 3 碗，慢火煎至 1 碗，慢慢咽饮，并吃渣。适用于肺癌咳嗽痰血，或肺癌放疗中而见咽干咳嗽者。

（3）水鱼圆肉薏苡仁汤：水鱼(又称团鱼、甲鱼)1 只，宰后洗净约 500g，切碎，桂圆肉 15g，洗净，薏苡仁 30g，洗净。用水慢火炖熟，加盐调味服食。适用于肺癌痰多咳喘虚衰者。

（4）冬虫夏草炖水鸭：水鸭 1 只，去毛去内脏后得肉约 500g，冬虫夏草 10g，洗净，纳入鸭腹中，丝线缝合。以水适量，慢火炖熟，加食盐调味服食。适用于肺癌咯血及晚期癌症形体虚衰者。

647. 肺癌患者可以服用的中药茶饮有哪些？

中药代茶饮，是指将中草药与茶叶配用，或以中草药 (单味或复方) 代茶冲泡、煎煮，然后像茶一样饮用。肺癌患者在辨证或辨证与辨病相结合的基础上组方，可以起到养阴、润肺、止咳化痰、抗肿瘤、益气扶正等多种功效。下面推荐几款适合肺癌患者服用的茶饮。

（1）橘红茶：具有理气止咳、润肺化痰的功效，适合咳嗽痰多，且痰不容易咳出的肺癌患者。方法为：绿茶 5g，橘红 3 ～ 6g, 使用适量开水冲泡，每日服用 1 剂，不拘时，频频服用。

（2）金盏金莲花茶：具有清热解毒、提神调胃的功效，适合咳吐浓臭腥痰、口干口苦的早中期肺癌患者。方法为：金盏花、金莲花各等量，使用适量开水冲泡，每日服用 1 剂。

（3）黄芪枸杞茶：具有益气扶正的功效，适合乏力、气短、出汗多、食欲不佳的肺癌术后患者。方法为：黄芪 15g，枸杞 15g，使用适量开水冲泡或者稍微煮沸后服用，每日服用 1 剂，一日数次，临睡前可将黄芪、枸杞吃光。

三、肺癌的中医养生法

648. 肺癌患者的饮食调养原则是什么？

肺癌患者的饮食调养以清淡饮食为主。对于早中期的肺癌患者，可以在消化吸收能力允许的情况下尽可能补充各类蛋白、碳水化合物、维生素等以增强体质，如牛肉、鱼肉、奶制品、豆制品、新鲜蔬菜、水果等，减少放化疗引起的正气损伤。尽量不要吃甜食或者喝冷饮，容易导致痰液黏稠，咳不出来。对于接受大的手术、体质差、进食差的肺癌患者，要少食多餐，保证营养需求，维持机体的电解质平衡。建议肉类选择瘦肉、牛肉、鱼肉；蔬菜类选择胡萝卜、西蓝花、黄豆、苦瓜、西红柿等；水果类选择草莓、苹果、木瓜、橙子等；菌类选择香菇、猴头菇、竹笋、灵芝等。同时搭配玉米、荞麦、薏苡仁等粗粮以增加膳食纤维。

649. 肺癌患者可以服用药酒吗?

药酒是将中药炮制在酒中，通过酒的发散辛通作用使药材更好地发挥疗效。药酒养生是不少人选择的养生方式之一，每天适量喝一些药酒，能够很好地滋养身体，让身体保持强健。但是，肺癌患者不推荐服用药酒来养生，这是因为药酒具有活血的功能，加上酒精会引起体内腺体和神经的兴奋，长期过量服用药酒会让人体的血液循环速度提高，加速细胞运动，包括癌细胞，有可能会诱发癌细胞的转移。

650. 肺癌患者如何进行中医运动养生?

太极拳、八段锦、五禽戏、慢跑、快走等运动方式能够增加肺活量，增强肺癌患者的肺功能。下面介绍两款可于家中进行的简单可操作的运动操。

（1）健肺气功：于安静环境中，站定后全身放松，两眼向前平视，双足迈开与肩同宽，双掌相搭掌心向上，放于肚脐下 3cm 左右的位置，吸气时收腹，再缓缓呼气放松。每天练习 30 分钟，于晚餐后 1 ～ 2 小时进行。

（2）健肺操：首先，双手自然垂于身体两侧，两脚与肩同宽。接着依次做出“伸展胸廓、转体压胸、交叉抱胸、双手挤压胸、抱单膝挤压胸、抱双膝压胸”这六个动作。整个过程以腹式呼吸为主，要求深吸气的同时做动作，定格 5 秒后，缓慢呼气还原。每个动作要重复 5 ～ 10 次，效果最佳。

四、治疗肺癌常用的中医外治法

651. 肺癌患者可以拔罐吗?

拔罐疗法是中医最常见的外治法之一，可以通过疏通经络、通畅气血、消肿止痛、调理人体阴阳平衡，从而起到保健作用或达到治疗疾病的效果。肺癌不是拔罐的禁忌证，但肺癌患者处在急性发作期、放化疗期、手术期或机体严重虚弱的状态下最好不要进行拔罐。对于临床症状平稳、身体素质较好的肺癌患者，经过对患者进行体质辨证可以拔罐，需要注意的是，拔罐的时间不能太长，次数不宜频繁，此外需要知道拔罐不能治疗肺癌，只是可以起到一定的辅助作用。

652. 肺癌患者可以按摩吗?

人体分布有许多经络，肺经是人体非常重要的一条经脉，按摩肺经可以很好地补肺气，对于肺癌患者来说也是简单易学的调养方式之一。下面介绍两款适合肺癌患者的按摩方法。

（1）按中府穴：中府穴位于胸前壁外上方，前正中线旁开 6 寸，平第 1 肋间隙处，具有宣肺理气、平喘止咳的功效。按摩手法：用示指按压对侧中府穴，左、右各 5 分钟，有温热感为佳，每天早晚各做 1 ～ 2 组。适合于有咳嗽咳痰的肺癌患者。

（2）叩肺俞穴：肺俞穴位于背后第 3 胸椎棘突下，左右旁开二指宽处，有健肺养肺的功效，并有助于体内痰浊的排出。按摩方法：端坐椅上，两膝自然分开，双手放在大腿上，头正目闭，全身放松，意守丹田。吸气于胸中，两手握成空心拳，轻叩背部肺俞穴数十下，同时抬手用掌从两侧背部由下至上轻拍，持续约 10 分钟。适合于早、中、晚期的肺癌患者。

653. 肺癌患者可以贴三伏贴吗?

三伏贴是传统的中医外治法，以中药直接贴敷于相关穴位，经由中药对穴位产生热性刺激，达到治病、防病的效果。肺癌患者可以依据自身情况选择三伏贴，通过穴位敷贴增强正气，提高自身免疫力和抗病能力，对长期接触致癌因素的患者“培本固元”，穴位可选择足三里、中脘、内关、大椎等“强壮穴”，这些穴位同时也适合接受放化疗的肺癌患者，可以减少放化疗引起的副作用。对于疼痛的肺癌患者，可以贴敷肺俞、阿是穴等起到止痛的作用。与传统三伏贴贴敷时间不同，肺癌患者可不局限于每年的三伏天时间，一年四季均可应用，同时应在正规医院、医生的指导下应用。

第七节 肺结节

一、中医对肺结节的认识及中药内治法

654. 中医如何认识肺结节?

在中医理论体系中，肺结节并无与之完全对应的病名，但可归属于“肺积”“咳嗽”“痰核”等范畴，其形成与多种因素相关。从病因来看，正气不足是发病的内在基础，肺脏功能失调首当其冲。外感六淫之邪，如风

寒、风热等，侵袭肺卫，使肺气失宣，津液凝聚成痰，痰气交阻，久则可形成结节；内伤七情亦是重要因素，长期情志不畅，如忧思、恼怒等，可导致气机郁滞，肝失疏泄，进而影响肺气的宣发肃降，气血津液运行失常，痰瘀内生，留滞于肺络，发为结节；此外，饮食不节，过食肥甘厚味、辛辣炙煿之品，损伤脾胃，脾失健运，聚湿生痰，上贮于肺，亦可成为肺结节形成的诱因。其病机主要为正气亏虚，痰瘀互结于肺络，虚实夹杂，且随着病情发展，可出现多种变证。

655. 中医治疗肺结节的优势有哪些？

（1）整体观念：中医注重人体自身的整体性及人与外界环境的统一性。在治疗肺结节时，并非单纯针对肺部结节这一局部病变，而是综合考虑患者的整体状态，包括体质、情志、生活习惯等因素。通过调整机体的阴阳平衡、气血津液的运行及脏腑功能的协调，提高机体的正气，增强抗邪能力，从而达到抑制结节生长甚至消散结节的目的。

（2）多靶点作用：中药成分复杂，往往具有多靶点的治疗作用。其可作用于肿瘤细胞的生长、增殖、凋亡等多个环节，同时调节机体的免疫功能、改善微环境。如某些中药可抑制肿瘤血管生成，减少结节的营养供应，还可增强机体的免疫监视功能，识别并清除异常细胞。

（3）副作用小：中药治疗多采用天然药物，其毒副作用相对较低，患者耐受性较好，尤其适用于无法耐受手术的患者，在长期治疗过程中可维持患者较好的生活质量，同时对机体的正常组织和功能起到一定的保护作用。

656. 肺结节的治疗可以运用疏肝之法吗？

在中医脏腑相关理论中，肝与肺存在密切的联系，即“木火刑金”“肝肺同治”等关系。一方面，情志因素可致肝郁气滞，而肝主疏泄，其疏泄功能失常会影响肺气的宣降。如长期抑郁或恼怒，肝气郁结，气郁化火，火性上炎，灼伤肺津，炼液为痰，痰气瘀阻于肺络而形成结节。另一方面，从气血津液运行角度，肝之疏泄正常有助于气血的调畅和津液的输布代谢，若肝气不舒，气机阻滞，血行不畅则成瘀，津液停聚则为痰，痰瘀互结于肺，加重肺结节病情。临床实践中，对于伴有情志抑郁、胁肋胀痛、烦躁易怒等肝郁症状的肺结节患者，可采用疏肝理气、活血化瘀之法，如选用柴胡疏肝散、逍遥散等方剂加减，配伍活血化瘀之品，可有效改善患者症状，调节机体气机，对肺结节的治疗起到积极作用。

657. 治疗肺结节为何要重视脾胃调养？

脾胃为后天之本，气血生化之源。首先，在肺结节的形成过程中，脾胃功能失调与痰浊内生密切相关。脾胃虚弱，运化失职，水谷不能化为精微而聚湿生痰，痰湿上犯于肺，阻于肺络，是肺结节形成和发展的重要因素之一。其次，脾胃功能正常与否影响药物的吸收与疗效。在肺结节的中医治疗过程中，无论是化痰散结、活血化瘀还是扶正祛邪的药物，都需要脾胃的运化功能来吸收、转输，才能发挥其治疗作用。若脾胃功能不佳，药物难以有效吸收利用，即使使用精良的方剂，也难以达到预期的治疗效果。再者，调养脾胃有助于培补正气，增强机体的抵抗力。脾胃健运，气血充足，五脏六腑得以濡养，正气旺盛则可抵御外邪侵袭，防止肺结节进一步发展恶化，也有利于机体自身修复功能的发挥，促进结节的消散或稳定。

658. 膏方在肺结节治疗中起什么作用？

膏方在肺结节治疗中有着独特的应用价值。膏方具有药物浓度高、体积小、服用方便、口感较好等特点。其组方多遵循辨证论治原则，针对肺结节患者的个体差异进行调配。对于肺结节患者，膏方中常选用具有化痰软坚散结作用的药物，如浙贝母、夏枯草、海藻、昆布等；配以活血化瘀之品，如丹参、赤芍、桃仁、红花等，以改善肺络瘀阻状态；再结合扶正固本之药，如黄芪、党参、枸杞子、山药等，根据患者的正气亏虚情况进行补益。膏方的应用时机也较为灵活，可在病情相对稳定时使用，起到巩固治疗、调理体质的作用。例如，对于经过一段时间中药汤剂治疗后，肺结节无明显进展或有所缩小，症状有所改善的患者，给予膏方调理，可增强机体抵抗力，抑制结节复发。其服用方法一般为每日早晚空腹服用一匙，温水冲服，便于患者长期坚持服用，以达到持续治疗的效果。

二、辨证施膳调理肺结节

659. 肺结节患者可以选用的食材有哪些？

（1）百合：百合味甘，性寒，归心、肺经。具有润肺止咳、清心安神的功效。肺结节患者食用百合可滋阴养肺。可以用百合煮粥，将百合与粳米一起熬煮，在粥快熟时加入适量冰糖，能够起到润肺的作用，缓解肺部不适。

（2）山药：山药味甘，性平，归脾、肺、肾经，是健脾补肺的佳品。可把山药做成山药泥或清炒山药，能够增强肺部功能，为肺部修复提供一定的营养支持。

（3）银耳：银耳味甘、淡，性平，归肺、胃、肾经，有滋阴润肺的作用。可炖煮银耳羹，加入适量的莲子、红枣等。食用后能改善肺阴虚的状况，对于肺结节患者由于肺部气血不畅而出现的干燥症状有缓解作用。

（4）杏仁：杏仁分为甜杏仁和苦杏仁，肺结节患者一般选用甜杏仁。甜杏仁味甘，性平，归肺、大肠经。可把甜杏仁磨成粉，用于制作糕点或直接冲服，具有润肺止咳、润肠通便的作用，对肺部的保养也有帮助。

660. 肺结节患者可以服用的药膳有哪些?

（1）百合粥：百合具有润肺止咳、清心安神的功效。取百合 30g，大米 100g，煮粥食用，可滋养肺阴，适用于肺结节伴有干咳、少痰、心烦失眠等症状者。

（2）川贝雪梨汤：川贝母 10g，雪梨 1 个。将雪梨去核，把川贝母研末放入雪梨中，加水炖煮后食用。川贝母清热化痰，雪梨润肺生津，该汤可清热润肺、化痰散结，对于肺结节伴有咳痰黄稠者效果较好。

（3）山药薏米粥：山药 50g，薏苡仁 30g，大米 50g。山药健脾益肺，薏苡仁利水渗湿、健脾除痹，三者煮粥可健脾补肺、利湿化痰，适用于肺结节伴有纳差、周身乏力、舌苔白腻的患者。

（4）杏仁茶：杏仁 10g，捣成泥状，用开水冲泡后加入适量蜂蜜饮用。杏仁具有止咳平喘、润肠通便的作用，可改善肺结节患者的咳嗽、胸闷等症状，且有一定的润肠通便作用，有助于排出体内的毒素。

食疗方法可作为中医治疗肺结节的辅助手段，根据患者的不同症状和体质进行合理选择应用，有助于改善患者的整体状态，促进病情恢复。

661. 肺结节患者可以服用的中药茶饮有哪些?

（1）蒲公英茶：蒲公英性寒，味苦、甘，归肝、胃经，具有清热解毒、消肿散结的功效。对肺结节存在的炎症状态或结节本身有一定的改善作用。取蒲公英 10g，洗净，沸水冲泡，代茶饮用。不过，蒲公英性寒，脾胃虚寒者不宜长期大量饮用。

（2）夏枯草茶：夏枯草味辛、苦，性寒，归肝、胆经，能够清肝泻火、散结消肿。取夏枯草 10g，沸水冲泡后饮用，对于肺部结节有散结的作用。夏枯草长期或大量服用可能会对肝肾造成一定的影响，患者需要在医生指导下饮用。

（3）猫爪草茶：猫爪草味甘、辛，性温，归肝、肺经，有化痰散结的作用。取猫爪草 15g，用开水冲泡，对肺结节患者的痰液排出及结节的消散可能有辅助作用。

三、肺结节的中医养生法

662. 肺结节患者的饮食起居需要注意些什么？

保持饮食清淡，可多吃些具有消结散肿作用的食物，如海带、紫菜、油菜、芥菜、赤豆、薏苡仁等，能加快肺部结节的消退速度，忌浓茶、咖啡、香烟、酒、花椒、辣椒、葱、桂皮等具有刺激性的食物。还要注意增加蛋白质的摄入量，可多吃些富含蛋白质的食物如鸡蛋、牛奶、豆类和瘦肉等。其次，可多吃各种新鲜蔬菜和水果、粗粮等，能增强身体的抗病能力。

劳逸结合，按时作息，避免熬夜、通宵等行为；做好防寒保暖措施，气温下降时应及时增添防寒衣物，避免淋雨或者涉水，以免身体免疫能力下降而导致病情加重。

尽量远离污染严重的环境，如含有有毒化学气体的环境、水源污染的环境、汽车尾气污染严重的环境、雾霾环境等，以免对呼吸道造成刺激。

663. 肺结节患者如何进行中医运动养生？

肺结节患者进行中医运动养生，可从以下几个方面着手。首先是太极拳，其动作缓慢、柔和且连贯，有助于调节呼吸，增强心肺功能。练习时，要注意呼吸与动作的配合，做到以意导气，使气息均匀深沉地出入肺部，促进肺部气血循环，缓解结节带来的不适。例如“起势”时，吸气提肛，“野马分鬃”时呼气松腹，如此反复练习。八段锦也是不错的选择，其招式舒展优美，能拉伸经络。如“两手托天理三焦”这一式，通过双手上举拉伸，带动全身经络伸展，增强肺经的气血运行，改善肺部功能。练习时要注重动作的规范和呼吸的节奏，以达到调和气血、扶正祛邪的效果。另外，五禽戏中的虎戏和鸟戏对肺结节患者有益。虎戏的威猛气势和大幅度动作可增强肺气，鸟戏的伸展和轻盈动作有助于调节呼吸。在练习过程中，要用心体会每个动作对身体的作用，以达到身心合一的养生境界，辅助肺结节的调养与康复。

四、肺结节的中医外治法

664. 肺结节患者可以穴位敷贴吗?

穴位贴敷是将中医、中药，还有经络理论融合在一起的一种治疗方法，它是将中药磨成细粉、药膏等状态后，贴敷在患者相应的穴位上，从而达到治疗和保健的目的。对于肺结节的患者可选用白芥子、细辛、甘遂、延胡索等药物研末，用姜汁、蜂蜜等调和成膏状，贴敷于肺俞、膻中、膏肓等穴位，通过药物对穴位的刺激及皮肤的吸收作用，达到调节肺脏功能、疏通经络气血、消散结节的目的。

665. 肺结节患者可以艾灸吗?

艾灸作为传统的中医外治法之一，具有温通经络、调和气血、祛风散寒的功效，对于虚寒性肺结节或体质偏寒的患者较为适宜，可选用太冲、太渊、合谷、大椎、肺俞、中府、足三里等穴位艾灸，具有温煦肺阳，增强机体抵抗力，促进气血运行，改善肺部气血瘀滞的状态，促进结节的消散的效果。

666. 肺结节患者可以拔罐吗?

对于肺结节患者，拔罐疗法可以作为一种辅助的治疗手段，但需要谨慎使用。从中医理论来讲，拔罐能够起到疏通经络、行气活血、消肿止痛等作用。人体的经络气血相互贯通，通过在背部等相关经络循行部位拔罐，如膀胱经，可以调节全身气血运行。当气血通畅时，对肺部气血的调节也有一定的积极影响。对于肺结节患者，可有助于改善局部的气血瘀滞状态，但并不能直接消除肺结节。而且，拔罐的力度、位置、时间等因素都需要精准把握。如果患者体质较为虚弱，或者结节的性质不明，比如怀疑是恶性结节，拔罐可能并不适合，甚至可能会因为气血过度耗散而对身体造成伤害。因此，拔罐疗法最好在专业医生的指导下进行。

第八节 纵隔肿瘤

一、中医对纵隔肿瘤的认识及中药内治法

667. 中医如何认识纵隔肿瘤?

在中医理论体系中，并无“纵隔肿瘤”这一确切病名。但根据其临床表现，可将其归为“积聚”“癥瘕”等范畴。人体正气不足是纵隔肿瘤发生的内在因素，邪气乘虚而入，留滞于经络、脏腑之间，导致气血津液运行不畅，痰凝、血瘀、气滞相互交结，久而久之形成有形之肿块。其发病与肝、脾、肾等脏腑功能失调密切相关。肝主疏泄，调畅气机，若肝气郁结，则气机阻滞，血行不畅，易成瘀积；脾主运化，为生痰之源，若脾失健运，水湿内停，聚而为痰，痰瘀互结可发为肿块；肾为先天之本，主藏精纳气，肾虚则正气不足，无力抗邪，也为肿瘤的发生提供了条件。

668. 中医治疗纵隔肿瘤有哪些优势?

（1）整体观念：对于纵隔肿瘤患者，中医治疗不仅着眼于局部肿瘤的消除，更重视患者全身状态的改善，通过提高机体的免疫力和抵抗力，增强自身的抗癌能力，从而达到抑制肿瘤生长、预防复发转移的目的。例如，对于一些术后或放化疗后的患者，中医治疗可以减轻其不良反应，促进身体恢复，提高生活质量。

（2）辨证论治：根据患者的症状、体征、舌象、脉象等综合信息进行辨证分型，然后制订个性化的治疗方案。不同证型的纵隔肿瘤患者，其用药也有所差异。如对于气滞血瘀型患者，施以活血化瘀、行气止痛之法；对于痰湿凝聚型患者，则采用化痰祛湿、软坚散结之剂。这种精准的个体化治疗能够更好地针对患者的病情特点，提高治疗效果。

（3）副作用小：中药多为天然药物，其毒性相对较低，对人体的不良作用较少。与放化疗等西医治疗手段相比，中医治疗在杀伤肿瘤细胞的同时，对正常组织细胞的损伤较小，患者更容易耐受，尤其适用于一些年老体弱、不能耐受手术或放化疗的患者。

669. 中医治疗纵隔肿瘤的常用中药有哪些?

（1）活血化瘀类：如丹参、赤芍、桃仁、红花等。丹参具有活血化瘀、凉血消痈、养血安神的功效。赤芍能清热凉血、散瘀止痛。桃仁和红花则擅长活血化瘀，可促进瘀血的消散，缓解肿瘤引起的疼痛等症状。

（2）化痰散结类：半夏、天南星、浙贝母、海藻等。半夏燥湿化痰、降逆止呕、消痞散结，可减少痰液的生成，消散痰结。天南星与半夏功效相似，且能祛风止痉。浙贝母清热化痰、散结消肿，其清热之力较强，适用于痰热互结型肿瘤。海藻咸寒，能软坚散结、消痰利水，可用于治疗痰瘀互结、质地坚硬的肿瘤。

（3）扶正固本类：人参、黄芪、枸杞子、女贞子等。人参大补元气、补脾益肺、生津安神。黄芪补气升阳、固表止汗、利水消肿、托毒生肌，能促进机体的新陈代谢，调节免疫平衡。枸杞子滋补肝肾、益精明目，女贞子滋补肝肾、明目乌发，二者对于肝肾阴虚型纵隔肿瘤患者，可起到扶正补虚、增强体质的作用。

二、辨证施膳调理纵隔肿瘤

670. 纵隔肿瘤患者可以选用的食材有哪些?

纵隔肿瘤患者在食材选择上，应注重扶正祛邪、软坚散结。可以选择的食材有许多，比如海带。海带味咸，性寒，归肝、胃、肾经，它含有丰富的碘等营养成分，具有软坚散结的作用，可用于煮汤或凉拌。山药，山药味甘，性平，归脾、肺、肾经，能健脾补肺、益肾固精，可以将山药做成山药粥，或者清炒山药，为身体提供营养，增强脾胃功能。另外，香菇味甘，性平，归胃、肝经，有扶正补虚的功效，可以将香菇用于煲汤，如香菇鸡汤，味道鲜美，还能增强机体免疫力。再有百合，百合味甘，性寒，归心、肺经，能润肺止咳、清心安神，对于缓解患者出现的心烦、咳嗽等症状有帮助，可以煮百合莲子羹来食用。

671. 纵隔肿瘤患者可以服用的药膳有哪些?

（1）夏枯草海带瘦肉汤：准备夏枯草、海带和瘦肉。夏枯草有清肝泻火、散结消肿的功效，海带软坚散结，瘦肉则能提供蛋白质等营养。将夏枯草洗净，海带泡发切丝，瘦肉切块焯水，然后一起放入锅中，加适量清水，大火煮开后转小火慢炖 1 ～ 2 小时，加盐调味。此汤可以起到软坚散结、清肝泻火的作用。

（2）黄芪枸杞炖乳鸽：黄芪补气升阳，枸杞滋补肝肾，乳鸽营养丰富。将乳鸽洗净，黄芪、枸杞洗净放入鸽腹内，加适量水炖煮，能起到扶正补虚的药膳功效，有助于提高患者的抵抗力。

672. 纵隔肿瘤患者可以服用的中药茶饮有哪些?

（1）黄芪枸杞茶：黄芪 10g，枸杞子 6g。黄芪补气固表，枸杞子滋补肝肾。二者合用，可起到益气养阴、扶正固本的作用，适用于正气不足、体质虚弱的纵隔肿瘤患者。将黄芪和枸杞子用开水冲泡，闷泡 15 ～ 20 分钟后饮用，可反复冲泡。

（2）绞股蓝茶：绞股蓝 5g。绞股蓝具有益气健脾、化痰止咳、清热解毒的功效，对于痰湿内阻、伴有咳嗽咳痰的纵隔肿瘤患者有一定的调理作用。将绞股蓝用沸水冲泡，代茶饮用，每日 1 ～ 2 剂。

（3）金银花薄荷茶：金银花 6g，薄荷 3g。金银花清热解毒、疏散风热，薄荷疏散风热、清利头目。此茶适用于纵隔肿瘤患者伴有发热、咽痛、头痛等风热症状时饮用。将金银花和薄荷用开水冲泡，稍凉后饮用，可缓解患者的不适症状。

三、纵隔肿瘤的中医养生法

673. 纵隔肿瘤患者的饮食调养原则是什么?

纵隔肿瘤患者的饮食调养主要遵循扶正祛邪、均衡营养的原则。首先是扶正，要注重补充足够的营养来增强机体的抵抗力。可以多摄入富含蛋白质的食物，如瘦肉、鱼类、豆类、蛋类等，这些食物能为身体提供必要的氨基酸，帮助修复组织和增强免疫力。其次是祛邪，选择具有软坚散结、化痰解毒功效的食物。例如，海带含有丰富的碘等成分，有软坚散结的作用；香菇中的多糖成分可以调节机体的免疫功能，有助于抑制肿瘤细胞，它还能化痰理气。饮食还要注意均衡，保证摄入足够的蔬菜和水果，以提供丰富的维生素和矿物质。例如西蓝花含有多种维生素和抗氧化物质，有助于提高身体抗氧化能力。同时，饮食应清淡易消化，避免食用辛辣、油腻、刺激性食物。并且，患者应根据自身情况，少食多餐，保证营养的持续供应。

674. 纵隔肿瘤患者可以服用补品吗?

纵隔肿瘤患者是否可以应用补品需要根据患者的具体情况辨证对待。对于正气亏虚明显，如表现为神疲乏力、气短懒言、面色苍白、自汗盗汗等症状的患者，可适当选用一些具有扶正作用的补品，如人参、冬虫夏草、灵芝等。人参可大补元气，增强机体抵抗力；冬虫夏草能补肾益肺、止血化痰，对于肺肾两虚型患者较为适宜；灵芝则具有扶正固本、滋补强壮、延年益寿等功效，可调节机体免疫功能。然而，如果患者体内有湿热、瘀血等实邪存在，出现发热、黄疸、舌苔黄腻、舌质紫暗等表现时，则不宜过早或过量使用补品，以免加重病情。此时应先以祛邪为主，待实邪祛除后，再根据患者的正气恢复情况合理选用补品。

675. 纵隔肿瘤患者如何进行中医运动养生?

（1）太极拳：太极拳动作柔和、缓慢、连贯，具有调和气血、疏通经络、平衡阴阳的作用。通过练习太极拳，可使患者的身心得到放松，增强呼吸功能，促进气血运行，提高机体的免疫力。患者可根据自身的体力和身体状况，选择合适的太极拳套路进行练习，如简化太极拳二十四式等，每天坚持练习 30 ～ 60 分钟。

（2）八段锦：八段锦由八组动作组成，其功法特点是柔和缓慢、圆活连贯、松紧结合、动静相兼。练习八段锦能够舒展筋骨、调理脏腑、促进消化吸收、增强体质。纵隔肿瘤患者练习八段锦时，要注意动作的规范和呼吸的配合，每个动作重复 4 ～ 8 遍，每周练习 3 ～ 5 次。

（3）散步：散步是一种简单易行的运动方式，适合大多数纵隔肿瘤患者。它可以促进胃肠蠕动，增强心肺功能，改善患者的精神状态。患者可选择在空气清新、环境优美的地方散步，如公园、河边等，每次散步 30 分钟左右，速度适中，以微微出汗为宜。

四、治疗纵隔肿瘤常用的中医外治法

676. 纵隔肿瘤患者可以艾灸吗?

纵隔肿瘤患者是否可以艾灸需要谨慎考虑。艾灸是通过燃烧艾绒产生的温热刺激来调节人体气血经络。从理论上来说，艾灸一些穴位可以起到扶正祛邪、温通经络的作用。比如艾灸足三里穴，此穴是强壮保健要穴，能够调节机体免疫力。然而对于隔肿瘤患者，由于肿瘤处于纵隔这个特殊位置，艾灸过程中产生的温热刺激可能会对肿瘤产生不良影响，如促使肿瘤局部血液循环加快，有可能导致肿瘤细胞扩散或增长。而且如果患者正在接受放疗、化疗等治疗，身体比较虚弱，艾灸不当还可能会引起患者上火等不适症状。所以纵隔肿瘤患者如需艾灸，一定要在专业中医师的严格评估和指导下进行，并且要密切观察身体反应。

677. 纵隔肿瘤患者可以穴位贴敷吗？

穴位贴敷是利用中药制成的膏药贴于特定穴位，通过皮肤吸收药物来发挥药效。从中医角度看，人体经络穴位相互联系，穴位贴敷可以调节经络气血。对于纵隔肿瘤患者，可选择合适的穴位进行穴位贴敷，起到辅助治疗的效果。例如可以选择膻中穴，它位于两乳头连线中点，是人体气会之穴，贴敷药物于此有助于理气宽胸。还有内关穴，它对调节心胸疾病有一定作用。通过在这些穴位贴敷可以起到化痰散结、扶正祛邪的作用，如用半夏、天南星等化痰药物和黄芪、人参等扶正药物制成的膏剂，可能对改善患者的胸闷、胸痛等症状有帮助。然而，因为肿瘤位于纵隔，在穴位贴敷过程中要密切关注患者的反应。如果出现皮肤过敏、红肿等情况要及时停止。要注意穴位贴敷不能替代主要的医疗手段，它只能作为一种辅助治疗方法，帮助患者缓解部分症状，具体操作应在专业医生的指导下进行。

678. 纵隔肿瘤患者可以离子导入吗？

离子导入是一种通过电场作用将药物离子导入人体的治疗方法。对于纵隔肿瘤患者而言，这种治疗方法有一定的可行性，但也存在风险。从积极方面看，通过离子导入将具有软坚散结、扶正抗癌作用的中药离子导入体内，能够使药物直达病所，比如导入莪术、白花蛇舌草等药物的有效成分，理论上可以对纵隔肿瘤起到一定的抑制作用。不过，离子导入的深度和效果有限，很难保证能够有效作用于纵隔内的肿瘤。同时，如果操作不当，比如电流强度过大、导入药物浓度不合适等，可能会对皮肤等局部组织造成损伤，并且目前对于离子导入对纵隔肿瘤治疗的安全性和有效性还缺乏足够的临床验证，所以需要谨慎使用。

参考文献

蔡柏蔷，李龙芸，2011. 协和呼吸病学 [M].2 版 . 北京：中国协和医科大学出版社 .
陈国丰，2015. 干祖旺耳鼻喉科医案选粹 [M]. 北京：人民卫生出版社 .
陈宁，朱振龙，2023. 原发性纵隔巨大卵黄囊瘤伴肺转移一例 [J]. 结核与肺部疾病杂志，4(1):85-87.
陈孝平，汪建平，赵继宗，2018. 外科学 [M].9 版 . 北京：人民卫生出版社 .
董晓平，张雪，郭冬利，2021. 肺鳞状细胞癌预后相关影响因素研究进展 [J]. 实用肿瘤学杂志，35(4):380-385.
樊春晓，崔蒙，于琦，等，2011. 基于中医药数据库的中医药治疗肺癌临床文献分析 [J]. 中国中医药信息杂志，18(5):27-28, 32.
樊代明，2022. 中国肿瘤整合诊治指南 (CACA).2022, 鼻咽癌 [M]. 天津：天津科学技术出版社 .
方三高，李晟磊，陈岗，2015.2015 年 WHO 肺、胸膜、胸腺及心脏肿瘤分类（胸腺）解读 [J]. 重庆医学，44(36):5041-5053.
高思华，2009. 中医基础理论 [M]. 北京：高等教育出版社 .
葛均波，徐永，2018. 内科学 [M]. 9 版 . 北京：人民卫生出版社 .
何宣露，张琪，苏奕芸，等，2025. 胸腺上皮肿瘤免疫治疗的研究进展 [J]. 重庆医学，54(4): 977-982, 988.
侯炜，郑红刚，2021. 朴炳奎肿瘤百案问对录 [M]. 北京：北京科学技术出版社 .
胡盛寿，2020. 胸心外科学 [M].2 版 . 北京：人民卫生出版社 .
姜格宁，陈昶，朱余明，等，2018. 上海市肺科医院磨玻璃结节早期肺腺癌的诊疗共识 (第一版)[J]. 中国肺癌杂志，21(3):147-159.
李改兰，张勤颖，庄军 .2021. 胸腺上皮肿瘤靶向治疗进展 [J]. 中国药物与临床，21(17): 2957-2959.
李家贺，向光宇，张继朋，等，2023.2023 年第 1 版《NCCN 胸腺瘤和胸腺癌临床实践指南》解读 [J]. 中国胸心血管外科临床杂志，30(4):506-513.
李丽，郭孟刚，罗晓斌，等，2023. 基于 SEER 数据库分析肺腺癌的发病率及生存趋势 [J]. 安徽医药，27(9):1796-1799.
李曰庆，2002. 中医外科学 [M]. 北京：中国中医药出版社 .
林洪生，张英，2022. 实用中医肿瘤病学 [M]. 北京：中国中医药出版社 .

林梅珍 , 李志杰 , 2024. 神经母细胞瘤化疗耐药机制的研究进展 [J]. 实用药物与临床 , 27(2):139-145.

刘嘉湘 , 2004. 刘嘉湘谈肿瘤 [M]. 上海 : 上海科技教育出版社 .

刘建丽 , 李艺 , 冯妮 , 等 , 2021. 阿帕替尼治疗胸腺癌一例并文献复习 [J]. 肿瘤药学 , 11(2):252-256.

毛伟敏 , 陆舜 , 王俊 , 等 , 2022. 恶性胸膜间皮瘤 (MPM) 诊治共识 (2022, 杭州)[J]. 中国肿瘤 , 31(12):941-951.

孙燕，余桂清 , 1995. 中西医结合防治肿瘤 [M]. 北京 : 北京医科大学出版社 .

唐光才 , 2015. 肺淋巴瘤的影像学表现 [J]. 内科急危重症杂志 , 21(2):92-95.

唐汉钧 , 2009. 中医外科临床研究 [M]. 北京 : 人民卫生出版社 .

田德禄 , 2002. 中医内科学 [M]. 北京 : 人民卫生出版社 .

万勃 , 李英 , 梅冬 , 等 , 2024. 高危神经母细胞瘤免疫治疗的研究进展 [J]. 实用药物与临床 , 27(3):228-232.

王欢，李兴国，2024. 中医抗癌进行时 6- 随王三虎教授临证日记 [M]. 北京 : 中国中医药出版社 .

王娜 , 王凯 , 曹向荣 , 等 , 2024.PD1 联合安罗替尼治疗复发难治胸腺癌 1 例 [J]. 甘肃医药 , 43(6):573-576.

王琦 , 2021. 中医体质学 [M]. 北京 : 中国中医药出版社 .

王天铎 , 2011. 王天铎头颈外科手术学 : 头颈外科手术学 [M]. 山东 : 山东科学技术出版社 .

吴勉华 , 石岩 , 2012. 中医内科学 [M]. 北京 : 中国中医药出版社 .

阎昱 , 1997. 气管外科学 [M]. 山东 : 山东科学技术出版社 .

叶欣 , 王俊 , 危志刚 , 等 , 2021. 热消融治疗肺部亚实性结节专家共识 (2021 年版)[J]. 中国肺癌杂志 , 24(5):305-322.

叶星宇 , 2023.44 例胸腺癌预后影响因素分析 [D]. 石家庄 : 河北医科大学 .

于宁 , 王娜娜 , 赵大华 , 2014. 肺畸胎瘤一例 [J]. 肿瘤研究与临床 , 26(2):142-143.

张新 , 2020.《2020 年 CSCO 小细胞肺癌诊疗指南》解读 [J]. 临床内科杂志 , 37(11):820-822.

张永祥，周文霞 , 2023. 中药药理与临床研究进展 [M]. 北京 : 人民卫生出版社 .

赵增毅，赵哲 , 2024. 慢性呼吸系统疾病知识问答 [M]. 北京 : 科学出版社 .

中国医疗保健国际交流促进会肿瘤内科学分会 , 中国医师协会肿瘤医师分会 , 2024. Ⅳ期原发性肺癌中国治疗指南（2024 版）[J]. 中华肿瘤杂志 , 46(7):595-636.

中国医师协会肿瘤多学科诊疗专业委员会 , 2021. 中国恶性胸膜间皮瘤临床诊疗指南 (2021 版)[J]. 中华肿瘤杂志 , 43(4):383-394.

中华耳鼻咽喉头颈外科杂志编辑委员会头颈外科组，中华医学会耳鼻咽喉头颈外科学分会头颈学组，2014. 喉癌外科手术及综合治疗专家共识 [J]. 中华耳鼻咽喉头颈外科杂志，49(8):620-626.

中华医学会放射肿瘤治疗学分会，中国医师协会放射肿瘤治疗医师分会，中国抗癌协会放射治疗专业委员会，等，2020. 中国非小细胞肺癌放射治疗临床指南 (2020 版)[J]. 中华放射肿瘤学杂志，29(8):599-607.

中华医学会呼吸病学分会，中国肺癌防治联盟专家组，2024. 肺结节诊治中国专家共识（2024 年版）[J]. 中华结核和呼吸杂志，47(8):716-729.

中华中医药学会，2021. 肺结节中医诊疗指南 [J]. 中医杂志，62 (2): 175-182.

周岱翰，2003. 临床中医肿瘤学 [M]. 北京：人民卫生出版社.

周岱翰，林丽珠，2021. 中医肿瘤食疗学 [M]. 广州：广东科技出版社.

周仲瑛，2007. 中医内科学 [M].2 版. 北京：中国中医药出版社.

左红霞，牛玉明，张超，等，2018. 我国低温等离子消融术与常规扁桃体剥离术临床疗效的 Meta 分析 [J]. 临床耳鼻咽喉头颈外科杂志，32(4):269-278.

AHMED S, ARSHAD A, MADOR M J, 2017.Endobronchial hamartoma;a rare structural cause of chronic cough[J].Respir Med Case Rep, 22:224-227.

American Society of Clinical Oncology (ASCO), 2021.Management of immune-related adverse events in patients treated with immune checkpoint inhibitors[J].Journal of Clinical Oncology, 39:1234-1245.

CADRANEL J, WISLEZ M, ANTOINE M, 2002.Primary pulmonary lymphoma[J].Eur Respir J, 20(3):750-762.

CORUH A G, KUL M, KURU ÖZ D, et al., 2020.Is it possible to discriminate pulmonary carcinoids from hamartomas based on CT features?[J].Clin Imaging, 62:49-56.

European Respiratory Society (ERS), 2020.Practical guidelines for palliative care in advanced lung cancer[J].European Respiratory Journa, 56:1234-1245.

HOU J, XING L, YUAN Y, 2018.A clinical analysis of 114 cases of sarcomatoid carcinoma of the lung[J].Clin Exp Med, 18(4):555-562.

KAISER L, KRON I, SPRAY T, 2010. 心胸外科学精要 [M].2 版. 天津：天津科技翻译出版公司.

LIANG X, LI Q, XU B, et al., 2019.Mutation landscape and tumor mutation burden analysis of Chinese patients with pulmonary sarcomatoid carcinomas[J]. Int J Clin Oncol, 24(9):1061-1068.

NAGANO M, KOHSAKA S, HAYASHI T, et al., 2021.Comprehensive molecular profiling of pulmonary pleomorphic carcinoma[J].NPJ Precis Oncol, 5(1):57.

NG B H, BAN YU-LIN A, LOW H J, et al., 2020.Cryodebulking of endobronchial hamartoma via fibreoptic bronchoscopy and literature review[J].BMJ Case Rep, 13(8):235-316.

NSCLC Meta-analyses Collaborative Group, 2010.Adjuvant chemotherapy, with or without postoperative radiotherapy, in operable non-small-cell lung cancer: two meta-analyses of individual patient data[J].Lancet, 375(9722):1267-1277.

NSCLC Meta-analysis Collaborative Group, 2014. Preoperative chemotherapy for non-small-cell lung cancer: a systematic review and meta-analysis of individual participant data[J].Lancet.383(9928):1561-1571.

Society of Critical Care Medicine (SCCM), 2019. Guidelines for management of severe respiratory failure[J].Critical Care Medicine, 47:1234-1245.

WEI S, LI X, QIU X, et al., 2012.Primary lung lymphoma involving the superior vena cava[J].World J Surg Oncol, 10:131.

World Health Organization (WHO), 2018.Cancer pain relief and palliative care(4th ed.).Geneva:World Health Organization.